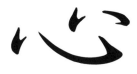
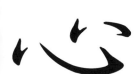
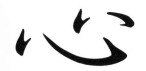

RELAX, DEEP MIND

Die Grundlagen des Taiji

D1732492

PATRICK KELLY

Meine Anerkennung und Wertschätzung gebührt all jenen,
die einen positiven Beitrag zu dieser Arbeit geleistet haben
und immer noch leisten.

Veröffentlicht und vertrieben durch Patrick Kelly.
ISBN: 0-476-00424-1
Zweite Auflage: April 2004
Druck: Neuseeland

Übersetzt aus dem Englischen von Axel Dreyer.

Anmerkungen zur deutschen Übersetzung

Einige wenige Begriffe, die Patrick Kelly in seinem Buch verwendet hat,
habe ich unübersetzt gelassen.

Deep Mind (xin)
Das chinesische Schriftzeichen für „xin" bedeutet wörtlich Herz und wird in
der Regel mit Geist, Bewußtsein übersetzt. Wenn sich die Gedanken beruhigen,
tritt eine tiefe Form von geistiger Ruhe ein. Unsere geistigen Aktivitäten sinken
von der Oberfläche des Bewußtseins in tiefere Schichten und können gebündelt
und zielgerichtet eingesetzt werden.

Awareness
Awareness kann übersetzt werden mit Gewahrsein, Bewußtsein. Im Kontext
dieses Buches treffen oftmals aber auch die Worte Aufmerksamkeit und
Achtsamkeit zu, die im Englischen mit dem Wort attention wiedergegeben
werden.

Spirit
Mit Spirit ist in diesem Zusammenhang das höhere Selbst gemeint, die
individuelle Ausprägung des höchsten Geistes im Menschen.

Für die Hilfe, die ich bei dieser Übersetzung erhalten habe, danke ich herzlich.

Inhalt

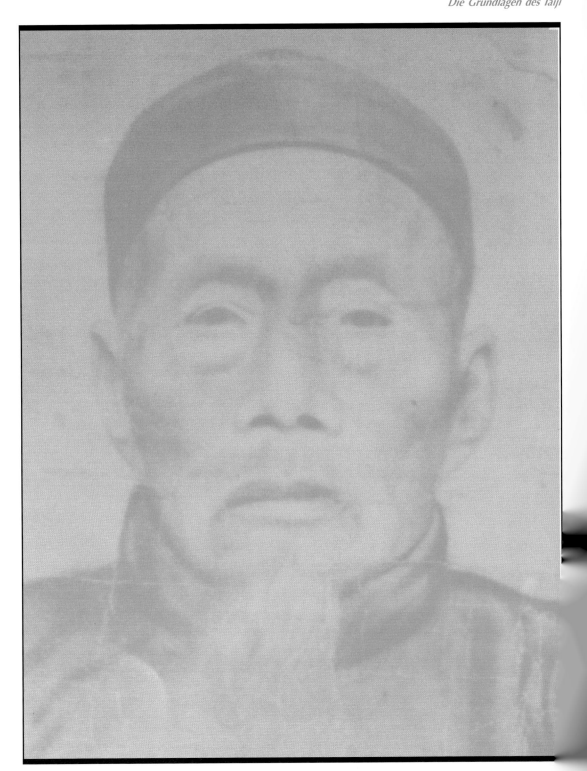

鬆　Relax

鬆　Relax

鬆　Relax

心　Deep Mind

心　Deep Mind

心　Deep Mind

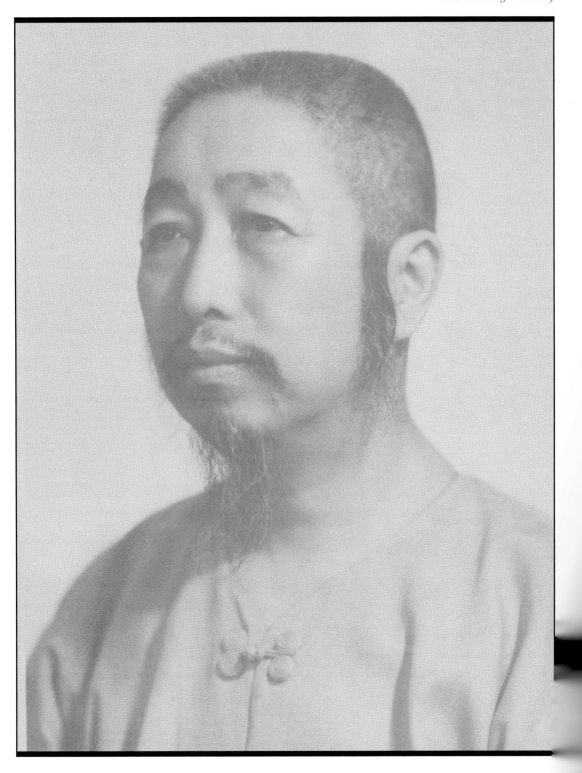

1

Was ist Taiji?

Taiji gehört zu den inneren Stilen der chinesischen Kampfkunst und betont die Prinzipien Entspannung und Nachgeben in der Anwendung von Taiji und im täglichen Leben. Das Üben von Taiji entwickelt innere Kraft und Harmonie durch die Koordination und Entspannung von Geist (engl. mind) und Körper. Äußerlich betrachtet ist Taiji eine Bewegungskunst, die der Gesundheit und Selbstverteidigung dient. Der innere Aspekt des Taiji ist dem Raja Yoga vergleichbar, der Wissenschaft von geistigen Vorgängen und innerer Energie.

Es wird behauptet, Taijiquan sei vor über 700 Jahren entwickelt worden von dem daoistischen Weisen Zhang Sanfeng als eine praktische Methode, um, durch die Kultivierung der inneren Energie (Qi), Unsterblichkeit oder Erleuchtung zu erlangen.

Seine Prinzipien wurden vor 2500 Jahren durch Lao Tzu, den Begründer des Daoismus, in seinem Buch Dao De Jing formuliert. Tausende von Jahren zuvor wurden sie im I Jing, dem Buch der Wandlungen, erwähnt. (Die Anfänge des I Jing reichen in das mythische Altertum zurück, ca. bis ins 3. Jahrtausend vor unserer Zeitrechnung - Anm. d. Übers.) Es gibt eine kleine, aber prägnante Reihe von Schriften, die als die „Klassischen Schriften" des Taijiquan bekannt sind. In diesen Schriften hat sich ein vollständiger Abriß der Ideen, die hinter der Taiji-Methode stehen, erhalten. Der Daoismus liefert eine Philosophie, wohingegen Taiji für eine anwendbare Methode sorgt, um die daoistischen Prinzipien in die Praxis umzusetzen.

Taiji hat sich zu einer Reihe von weichen, langsamen und ruhigen Bewegungen entwickelt, im Einklang mit geistiger Konzentration und dem Atem. Zu Beginn der Taiji-Praxis lernt man, den Körper zu entspannen und den Geist zu beruhigen. Alle Bewegungen sind kreisförmig - wenn sie ihren Höhepunkt erreicht haben, kehren sie ohne Unterbrechung zum Zentrum zurück. Dies wird durch Willenskraft erreicht, nicht durch Muskelkraft. Der Deep Mind (Xin) erzeugt die Intention (Yi), die wiederum die Energie (Qi) bewegt. Wenn sich die Energie bewegt, dehnen sich die Gelenke aus, als ob man in einen Gummischlauch bläst. Die Energie bewegt den Körper.

Die inneren Organe erhalten eine sanfte Massage, der Blutfluß wird angeregt und die Bänder, Sehnen, Muskeln und Knochen werden gekräftigt. Das Qi sammelt sich an und zirkuliert frei durch den Körper. Mit der Zeit entsteht tief innen ein hoher Grad der Verfeinerung, der eine hohe geistige Potenz hervorbringt, eine einer Stahlfeder vergleichbare Kraft und einen tiefen Geistesfrieden.

Die Anwendungen des Taiji werden mit einem Partner geübt. Hierbei ist es das Ziel, vollständig zu entspannen und der Kraft des Partners nachzugeben. Der ganze Körper ist so locker, daß sich keine Fliege auf ihm niederlassen kann, ohne ihn in Bewegung zu versetzen. Diese Form von Entspannung ist nicht mit Kraftlosigkeit zu verwechseln. Die Füße sind verwurzelt mit dem Boden, das Zentrum ist stabil. Sich den Tastsinn zunutze machend, gibt man dem leichtesten Druck des Gegners nach und folgt ihm, sowie er sich auch nur im geringsten zurückzieht; man reagiert schnell auf schnelle Aktionen und langsam auf langsame.

Überall muss voll und leer - oder Yin und Yang - unterschieden werden. Dringt der Partner nach vorne, empfindet er die Distanz unglaublich lang, will er sich zurückziehen, ist sie zum Verzweifeln kurz. Dann, wenn der richtige Augenblick gekommen ist, wird die innere Energie losgelassen und wirft den Partner durch die Luft. Das ist die Anwendung von Taiji hinsichtlich der Selbstverteidigung.

Menschen aller Altersstufen und Gesundheitsgrade sind gleichermaßen in der Lage, Taiji zu praktizieren. Taiji führt Menschen aus ihrem alltäglichen Zustand in einen Zustand inneren Wissens, innerer Ruhe und innerer Kraft. Das Praktizieren von innerer Ruhe ist sehr wirkungsvoll im Umgang mit emotionalen Problemen. Konzentration in Stille lindert mentale Probleme, wohingegen die Praxis der Entspannung und Energiezirkulation bei körperlichen Beschwerden hilft.

Erfolg beim Üben verlangt eine Haltung aufrichtigen Forschens, verlangt Geduld und Ausdauer, eine Offenheit gegenüber dem Üben in Übereinstimmung mit der Unterweisung und eine Bereitschaft, immer wieder unsere Motive zu prüfen und zu klären, gemäß unseres inneren Gewissens. Wenn man einmal mit Taiji angefangen hat, sollte man es als lebenslange Übung betrachten.

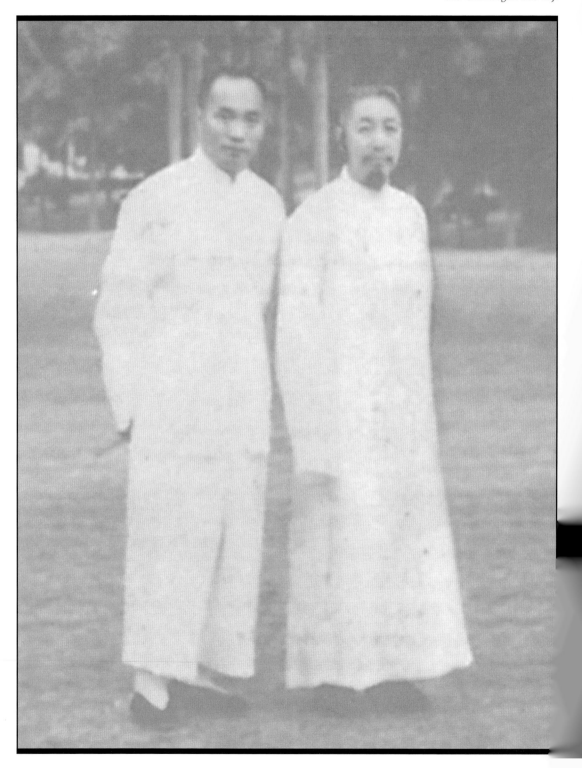

2 Die Geschichte des Taiji

Das Schriftzeichen Tai kann übersetzt werden als groß, erhaben oder das Höchste. Das Schriftzeichen Ji (Chi) bedeutet das Letzte, Unendliche oder Äußerste. Zusammen ergeben sie ein Konzept, das in der Philosophiegeschichte zurückgeht auf eine Zeit, vor der Entstehung von Taiji als einer Kunst, die auf den Kampfkünsten basiert. Vor tausenden von Jahren, vielleicht sogar bevor das Konzept des Dao (Tao) eine feste Gestalt angenommen hatte, wurde die Idee des Taiji oder des Höchsten-Letzten entwickelt. Es verwies auf den Ursprung aller Dinge - das, aus dem alles andere sich entwickelt hatte. Das Wort Taiji wurde als Name für diese Kunst wahrscheinlich erst im 19. Jahrhundert verwendet. Das Wort Taiji wird oft begleitet vom Schriftzeichen Quan (Chuan). Quan bedeutet wörtlich „Faust", so daß der Ausdruck Taijiquan - oder Tai Chi Chuan - auf Taiji als Kampfkunst verweist.

Mitte bis Ende des 19. Jahrhunderts und im frühen 20. Jahrhundert verbreitete sich Taiji rasch über ganz China. Während dieser Zeit entwickelten und verfeinerten mehrere bekannte Lehrer die Taiji-Übungen. Es entstanden einige unterschiedliche Stile, die den Namen der Begründer dieser Stile erhielten. Der Yang-Stil entwickelte sich aus dem Chen-Stil. Die Wu- und Sun-Stile entwickelten sich aus dem Yang-Stil. Chen Changxing (1771 - 1853), Yang Luchan (1799 - 1872), Wu Jianquan (1870 - 1942) und Yang Chengfu (1883 - 1936), waren die herausragenden Pioniere in ihren jeweiligen Stilen. Seit dieser Zeit sind viele neue Stile aufgetaucht, aber die Praxis, neue Entwicklungen nach dem Familiennamen des Lehrers zu benennen, ist nicht länger weit verbreitet.

Der Chen-Stil wurde im Wesentlichen innerhalb des Dorfes, in dem die Familie Chen ansässig war, gepflegt. Viele glauben, daß dieser Zweig der

Überlieferung mit der mehr äußeren, lokalen Kampfkunst der Chen-Familie vermischt wurde. Der letzte große Chen-Meister war Chen-Fake (1887 - 1957), der diesen Stil bis nach Beijing verbreitete.

Yang Luchan lernte von Chen Changxing, danach brachte er die Kunst nach Beijing, von wo aus sie sich in fast ganz China ausbreitete. Nach dem Tod von Yang Luchan, fuhren seine zwei Söhne, Yang Banhou (1837 - 1892) und Yang Jianhou (1839 - 1917), zusammen mit anderen Senior-Schülern fort, den Ruhm dieses Taiji-Stils zu verbreiten und zu vergrößern. Zu Beginn dieses Jahrhunderts, mit dem Dahinscheiden der älteren Generationen, wurde Yang Luchan's Enkel Yang Chengfu (1883 - 1936) ausgewählt zum Repräsentanten des Yang-Stils und alle Senior-Schüler wurden gebeten, sich vor ihm zu verbeugen. Er formalisierte die 108 Schritte des langen Yang-Stils.

Wu Jianquan's Vater, Wu Quanyu, war ein Schüler von Yang Luchan. Wu Jianquan schuf und formalisierte die lange Form des Wu-Stils ungefähr zur gleichen Zeit als sein Freund Yang Chengfu den Yang-Stil formalisierte.

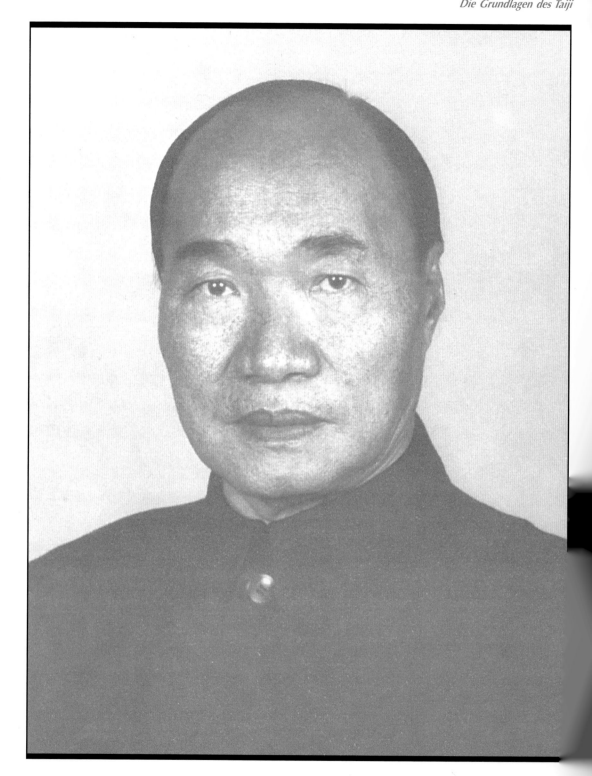

3

Taiji heute

Während Taiji in China im ersten Drittel dieses Jahrhunderts erblühte, lag es in den nächsten Jahrzehnten, verursacht durch den Bürgerkrieg, darnieder. Später, während der Kulturrevolution, war es schwerer Unterdrückung ausgesetzt. Die besten der alten Meister wurden getötet oder kamen ins Gefängnis. Die jahrhundertealte Überlieferung, die von Generation zu Generation weitergegeben worden war, war unterbrochen. Glücklicherweise überlebten in Taiwan und Hong Kong eine Anzahl erfahrener Taiji-Lehrer, einschließlich mehrerer guter Studenten von Yang Chengfu und Wu Jianquan's zwei Söhne. Ausgehend von diesen Leuten, verbreitete sich Taiji schnell um die ganze Welt.

Den Verlust ihrer eigenen Tradition erkennend, hat die chinesische Regierung seitdem versucht, Taiji, nach ihrem Verständnis, wieder zum Leben zu erwecken, aber die meisten der überlebenden alten Meister haben sich entschieden, nicht mit ihr zu kooperieren. Die chinesische Regierung ließ eine Mischform entwickeln, den so genannten Peking-Stil. Aber durch den Mangel an erfahrenen Ausbildern, war die von der Regierung geförderte Unterweisung im Taiji rein äußerlich und oberflächlich. Da sich der Yang- und der Wu-Stil außerhalb Chinas gut entwickelten, versuchte die Regierung daraufhin, den Chen-Stil wiederaufleben zu lassen und schuf später einige neue „Wettkampfformen" aber wieder mit dem Ergebnis, daß die Qualitäten, die die alten Meister verkörperten, fehlten.

Wu Jianquan reiste nach Hong Kong, wo zwei seiner Söhne ansässig wurden, um zu lehren. Der Wu-Stil hat sich dort gut etabliert und blüht seitdem auf.

Wu Jianquan's Schwiegersohn, Ma Yueliang (1901-1998), war der bemerkenswerteste Vertreter des Wu-Stils, der in China zurückblieb. Er führte die ursprüngliche Schule von Wu Jianquan in Shanghai weiter, bis sie zur Zeit der Kulturrevolution von der Regierung geschlossen wurde. Ma Yueliang's Interesse und Unterweisung in der Kunst des Taiji ging weit über das Physische hinaus.

Yang Chengfu starb im frühen Alter von 53 Jahren. Er überließ es seinen Senior-Schülern, die ihn überlebten, seine Kunst zu verfeinern. Chen Weiming war vielleicht der Beste von jenen, die in China blieben. Unter jenen von Yang Chengfu's hervorragenden Schülern, die China verließen, lehrte Zheng Manqing (Cheng Man-Ching) in Taiwan, Yang Shouchung lehrte in Hong Kong, während Dong Yingjia in Hong Kong und Südost-Asien unterrichtete.

Es war Zheng Manqing (1898-1975), der soviel für die Übermittlung des Taiji im Westen tat, indem er in den frühen 60er Jahren in die USA reiste, wo er eine große Anhängerschaft fand. Zheng war sowohl ein perfekter Kämpfer als auch ein gebildeter Mann, der die tiefen philosophischen Aspekte des Taiji erneuerte. Es war auch Zheng, der die lange Yang-Form kürzte, um Menschen innerhalb der modernen Gesellschaft ein unmittelbareres Verständnis der Ideen und Prinzipien zu erleichtern. Während die meisten Schüler von Zheng in Taiwan blieben, lehrte Huang Xingxian (Huang Sheng Shuan) in Südost-Asien, wohingegen Dr. Chi, T.T. Liang, William C.C. Chen , Lo Bangzhen und Da Liu in Europa und Nordamerika unterrichteten.

Huang Xingxian (1910-1992) war einer der vollendetsten Schüler Zheng's. Er wurde von kleinauf als ein Schüler des berühmten daoistischen Fujian-Weisen und Weißer Kranich-Meisters Xie Zhongxian (1852- 1930) in daoistischer Spiritualität, in den Kampfkünsten und in daoistischer Medizin unterwiesen. Nach seinem 30. Lebensjahr ging Huang nach Taiwan und verbrachte das nächste Jahrzehnt damit, unter der täglichen Aufsicht von Zheng zu trainieren. Als ein schonungsloser Forscher nach der Wahrheit, emigrierte er in den späten 50er Jahren nach Malaysia und arbeitete während der nächsten 30-40 Jahre indem er zehntausende von Studenten unterrichtete und ein Netzwerk von Schulen quer durch Südost-Asien, Neuseeland und Australien gründete. Während dieser Zeit verfeinerte er das Taiji von Zheng und entwickelte es zu neuen Höhen. Wie Zheng Manqing war Huang großzügig, was die Unterweisung der tieferen Aspekte des Taiji betrifft. Er verstand, daß, obwohl Taiji in China entstand, seine eigentliche Quelle und sein heutiges Ausmaß über ethnische Grenzen hinausgehen.

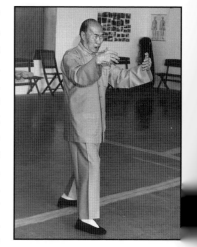

Heute hat sich Taiji rund um die Welt wohl etabliert. Eine Vielfalt an Lehrern und Schulen erlaubt den Studenten, die Methoden zu finden, die zu ihrer Lebensweise passen, sei es, daß sie als eine Bewegungskunst angesehen werden, als Kampfkunst oder als ein spiritueller Weg.

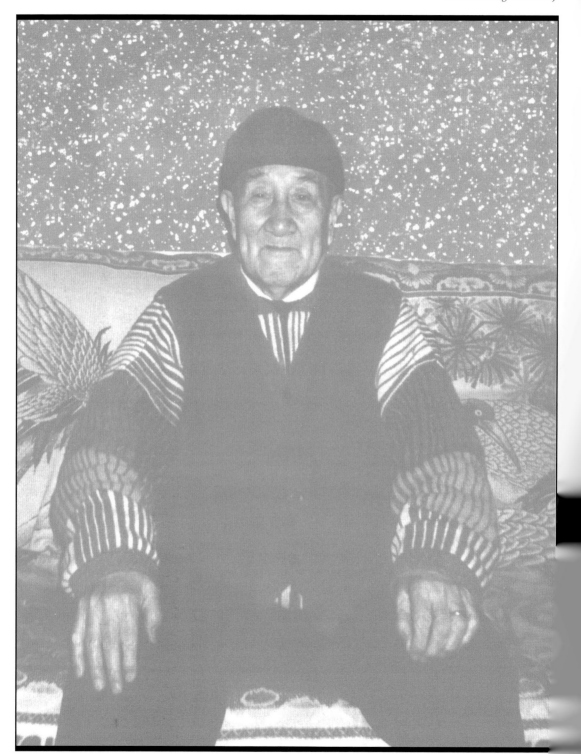

4

Die Taiji-Praxis

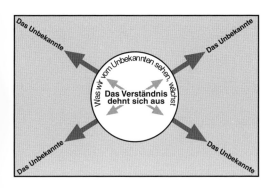

Das Verständnis dehnt sich aus
Was wir vom Unbekannten sehen, wächst

Das Unbekannte

Verständnis

Das Verständnis wächst, wenn Wissen und persönliche Erfahrung zusammenkommen. Die Prinzipien sind in den Klassischen Schriften des Taiji erklärt, aber ihre Wahrheit muß von jedem selbst erfahren werden. Das Verständnis dieser Prinzipien ist nichts Statisches. Es wird immer subtiler, wenn unsere Taiji-Praxis fortschreitet. Demut ist eine Folge des Wachsens von wahrem Verständnis.

Fortschritt

Es dauert 3-4 Jahre, um eine vernünftig ausgewogene Reihe von Formen und Übungen zu erlernen. Es dauert weitere 3-4 Jahre bis diese Formen und Übungen entspannt ausgeführt und auf natürliche Weise mit dem Energiefluß im Körper koordiniert werden. Die Reihenfolge beim Lernprozeß sollte sein: Von groß zu klein und von außen nach innen. Jeder Prozeß tritt in Zyklen auf, wo Fortschritt Spiralen erzeugt. Der wiederholte Vorgang des Ausdehnens und Verdichtens verfeinert die Ideen und Methoden, als ob man Roheisen zu feinstem elastischen Stahl verarbeitet.

Die meisten Zellen des Körpers ersetzen sich innerhalb von 7-8 Jahren. Die Zellen, die sich während des Übens von Taiji bilden, enthalten die Essenz dieser Übungspraxis, so daß sich am Ende einer 7-8 jährigen Periode ein vollständig neuer „Taiji-Körper" geformt hat, obwohl er auch dann noch zu etlichen Verfeinerungen fähig ist.

ldseite:

Meister Ma Yueliang
(1901-1998)

Den Geist zu schulen, dauert aus ähnlichen Gründen weitere 7 bis 8 Jahre. Dadurch erreicht man die „zweite Stufe der Veränderung". Tatsächlich bedient man sich auf dieser Stufe des Geistes, um die unteren Energien zu schulen. Nach ungefähr 14 Jahren sollte der „Taiji-Geist" oder „Deep Mind" in Erscheinung treten.

Weitere 7-8 Jahre unter idealen Bedingungen erlauben es dem Spirit allmählich in den „Deep Mind" einzufließen und die „dritte Stufe der Veränderung" erscheint.

Bemühen

Das Bemühen sich zu verändern, ruft Widerstand hervor, führt zu Reibung oder Kampf, was die Hitze oder Energie erzeugt, die notwendig ist, um eine innere Verfeinerung zu erzielen. Das Beibehalten einer stetigen, flexiblen Absicht, in Anbetracht dieses Widerstands, gibt der Anstrengung eine Ausrichtung. Durch eine annehmende Haltung läßt sich mit unveränderbaren Einflüssen der Vergangenheit besser umgehen. Sie verhindert, daß der Widerstand, der als Antwort auf die Anstrengung auftaucht, die Energie verbraucht, die durch den

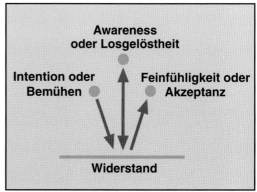

Kampf entsteht. Ein innerer Zustand der Losgelöstheit/des Nicht-Verhaftet-Seins sorgt für Objektivität und stellt uns, wenn der Lernprozeß einsetzt, außerhalb dieses Prozesses.

Gesundheit

Das Üben von Taiji kräftigt die Grundenergie des Körpers. Gesundheit steht vor allem im Zusammenhang mit dem Zustand des Energieflusses in unserem Körper, schließt aber auch den Zustand all unserer inneren Organe ein. Taiji stärkt die inneren Organe, indem es die Zirkulation des Blutes und anderer Körperflüssigkeiten unterstützt.

Das Üben von Taiji kräftigt auch die Muskeln und Knochen. Dies sorgt für Schutz vor äußerer Verletzung und erlaubt eine größere Effektivität im täglichen Leben. Manche verwechseln schwach mit weich, folglich gut, und stark mit hart, also schlecht. Wenn die Guten oft schwach und die Schlechten manchmal stark sind, so ist das nur ein unglücklicher Umstand des Lebens. Das Ideal des Taiji ist sowohl weich als auch stark.

Im Verlauf des Trainings können geringfügige Probleme auftreten. Zitternde

Beine, schmerzende Muskeln oder dumpfe Schmerzen in den Fußgelenken und Füßen treten oft auf, wenn sich der Körper an eine neue Übung anpaßt. Am Anfang kommt es aufgrund der Anstrengung, den Geist zu konzentrieren, gelegentlich zu Schwindel und leichter Übelkeit. Knieschmerzen kommen häufig vor, aber durch sorgfältige Beachtung der Ausrichtung der Knie, verbunden mit einer Massage vor und nach dem Training wird dieses Problem verringert. Das Überbetonen des kämpferischen Aspekts oder des Wettbewerbsaspekts führt oft zu körperlichen Schäden. Wenn irgendwelche Schwierigkeiten andauern, erörtern Sie sie mit ihrem Lehrer oder mit älteren Schülern, die persönliche Erfahrung mit diesen Übungen haben und die die Ursachen verstehen sollten.

Schmerzen im Körper sind eine Form des Widerstands, die auftreten können, wenn wir versuchen, uns auf eine neue Weise zu bewegen. Jeder sollte selbst entscheiden, bis zu welchem Grad er sie ungefährdet annehmen kann. Die Gesundheit des Körpers ist beim Taiji nur in dem Maße wichtig, wie die Gesundheit des Gehirns wichtig ist für die Entwicklung des Verstandes.

Drei Ebenen

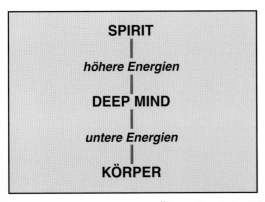

Die Taiji-Übung hat 3 Ebenen - den Körper, den menschlichen Geist und den Spirit (Erde, Mensch und Himmel). Der menschliche Geist - in seinem tiefsten Aspekt (Deep Mind) - ist für den Trainingsprozeß von zentraler Bedeutung. Es gibt zwei Verbindungen, die geübt werden - Geist/Körper und Geist/Spirit. Der Geist und der Körper sind durch die unteren Energien verbunden, die drei Aspekte haben - ätherisch, emotional und mental.

Das Üben der Geist/Körper-Verbindung besteht aus zwei Komponenten - Bewegung verbunden mit awareness (Körper aktiv, Geist passiv) und das Anleiten der Bewegung durch den Geist (Geist aktiv, Körper passiv). Wir werden mit funktionierenden Körpern geboren, die uns ein gewisses Maß an awareness zur Verfügung stellen, aber mit wenig Kontrolle über unsere Bewegung, unsere Gefühle oder unser Denken. Unser Leben zwingt uns in diesen Bereichen zu einer gewissen Entwicklung, aber das Potential eines jeden Menschen liegt weit jenseits dessen, was er gewöhnlich erreicht. Taiji ist darauf angelegt, beides zu entwickeln, die aktiven und passiven Bestandteile der Geist/Körper-Verbindung, unter ausgewogener Berücksichtigung der 3 Aspekte der unteren Energien.

Der Geist und der Spirit sind durch die höheren Energien verbunden. Das Üben der Geist/Spirit-Verbindung hat auch 2 Komponenten - eine tiefe Form von awareness (Deep Mind aktiv) und eine Reaktion innerhalb des Deep Mind auf die feine Anweisung des Spirit (Deep Mind passiv). Das Trainieren der Geist/Spirit-Verbindung bekommt natürlicherweise seine Wichtigkeit, wenn sich das Training der Geist/Körper-Verbindung seiner Vollendung nähert.

Der Beweggrund

Es gibt drei Gründe, um zu üben - erstens, um uns selbst zu helfen; zweitens, um mit anderen in Kontakt zu sein, die auch üben wollen; drittens, um etwas zur Quelle der Lehre beizutragen. Annehmen, teilen und geben unterstützen sich gegenseitig. Alle drei haben viele Ebenen. Die Leute wählen ihren eigenen Übungslevel, entsprechend ihrer inneren Beweggründe, obwohl Beweggründe - bewußt und unbewußt - gewöhnlich vermischt sind. Der Level oder die Qualität wird erstens bestimmt durch die Absicht, dann durch die Gefühle, die dahinter stehen und zuletzt durch die Übungsfertigkeit oder Geschicklichkeit mit der es durchgeführt wird.

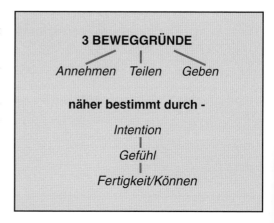

3 BEWEGGRÜNDE

Annehmen   Teilen   Geben

näher bestimmt durch -

Intention

Gefühl

Fertigkeit/Können

Ego

Das Trainieren des Körpers erzeugt Veränderung, aber mit jeder Veränderung entsteht die Notwendigkeit nach psychologischer Integration. Die Reaktion des Ego auf Erfolg oder zeitweiligen Mißerfolg beeinflußt den Lernprozeß. Es können Konflikte auftreten zwischen den unrealistischen Erwartungen, die von den Vorstellungen, die wir von uns selbst haben, stammen und der beginnenden Erkenntnis dessen, wo wir stehen und was getan werden muß.

Das Ego ist eine Hülle, eine Fassade, um unser zerbrechliches Innenleben vor der äußeren Welt zu schützen. Auf einer oberflächlichen Ebene verhindert es, daß die anderen um uns herum sehen, wer wir wirklich sind. Auf einer tieferen und schädlicheren

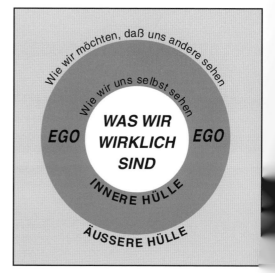

Wie wir möchten, daß uns andere sehen

Wie wir uns selbst sehen

EGO   **WAS WIR WIRKLICH SIND**   **EGO**

INNERE HÜLLE

ÄUSSERE HÜLLE

Ebene blockiert es unseren Kontakt mit unserem Deep Mind. Leichter Druck von seiten des Lehrers, der Lehre und des Schülers selbst, bewirken zusammen das Durchbrechen des Widerstands und der Konflikte und vermehren die innere Freiheit des Schülers. Stark verfestigte und nach außen hin natürlich scheinende Fassaden sind oft am härtesten zu erschüttern.

Tiefe Veränderungen

In Zeiten des Übens können gute Wirkungen erfahren werden hinsichtlich der Lockerheit des Körpers, zunehmender awareness, größeren Energieflusses und hinsichtlich des Geistesfriedens. Solche kurzfristigen Ergebnisse entstehen leicht, wenn wir üben und verschwinden leicht, wenn wir nicht üben. Sie heilen das Schwache und bringen das Unausgewogene ins Gleichgewicht.

Tiefe Veränderungen brauchen Zeit, um zu reifen. Sie verlangen ein andauerndes Bemühen über einen langen Zeitraum. Sie beeinflussen unser Wesen und verändern, wer wir (bislang) sind. Üblicherweise bemühen sich die Leute eine zeitlang intensiv und hören dann auf, weil die Ergebnisse nicht sofort sichtbar sind. Die innere Entwicklung ist eingetreten, aber noch nicht an die Oberfläche gekommen. Tiefe Veränderungen gehen nicht leicht verloren und wenn sie ausgeprägt genug sind, nehmen sie eine feste Form an und werden dauerhaft.

Die Übungsumgebung

Die äußere Umgebung ist von eingeschränkter Bedeutung. Spezielle Schuhe, eine hübsche Uniform, ein schöner Raum oder ein stiller Park mit Bäumen und Gras können angenehm sein. Doch angenehm oder unangenehm, der Einfluß ist so oder so unbedeutend, wenn der Übende einmal anfängt, innerlich zu reifen und sich von der Abhängigkeit von äußeren Bedingungen zu lösen beginnt.

Obwohl sich die Energie an einem Ort ansammeln kann, wenn dieser immer wieder als Übungsplatz benutzt wird, ist dies die unterste Ebene, auf der die Umgebung wichtig zu werden beginnt. Wenngleich hilfreich, mag es auch Abhängigkeit von äußeren Bedingungen hervorrufen.

In einem umfassenderen Sinn ist die Lebenssituation, in die wir uns selbst stellen, unsere Umgebung. Diese ist vielleicht zu 90% durch unsere früheren Handlungen bestimmt und zu 10% durch unsere gegenwärtigen. Eine gute Lebenssituation mag nicht viel zur inneren Entwicklung beitragen, aber eine schlechte kann sie beeinträchtigen, indem sie die physische, emotionale und mentale Energie schwächt und zerstreut.

Das Energiefeld der Gruppe ist der wichtigste Aspekt der Übungsbedingungen. Jeder liefert durch die Qualität und Quantität der

Bemühung seinen Beitrag zu diesem Energiefeld, wobei auch jeder Anregungen während des Übens erhält.

Welcher Lehrer?

Ein Lehrer ist nicht mehr als ein Schüler, der sich in einem späteren Stadium der Entwicklung befindet, als die Schüler, die er unterrichtet. Lehrer drücken ihr persönliches Verständnis der Taiji-Prinzipien aus, sie variieren ihre Unterweisung von Zeit zu Zeit, um sie den Umständen und den Menschen, mit denen sie es zu tun haben, anzupassen. Jeder Schüler versteht das, was gelehrt wird, in der ihm eigenen, besonderen Weise.

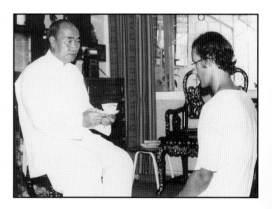

Wenn ein Schüler 10 Jahre von einem guten Lehrer gelernt hat, wird er verstehen, was dieser Lehrer auszudrücken versucht, obwohl es mindestens noch einmal dieser Zeitspanne bedürfen wird, um es zu seinem Eigenen zu machen. Halte zuerst nach einem Lehrer Ausschau, der in der Vergangenheit wenigstens über die genannte Zeitdauer Erfahrung in seinem Übungssystem gesammelt hat, oder finde einen Ausbilder, der noch nach den Anweisungen eines solchen Lehrers lehrt. Dann beachte den Stammbaum beziehungsweise die Qualität des Taiji, das er gelehrt wurde und berücksichtige den Charakter des Lehrers oder seine Fähigkeit, seine Erfahrung genau auszudrücken. Zuletzt ziehe in Betracht, wie freizügig der Lehrer sein Wissen mitteilt.

 Das Endresultat dieser Faktoren wird in der Qualität der Schüler sichtbar, die der Lehrer um sich versammelt hat, und in der Atmosphäre, die in den Klassen herrscht.

Letztendlich ist die Quelle des Taiji höher als jeder Lehrer. Taiji kann nicht verkauft und nicht gekauft werden. Lehrer verwahren es treuhänderisch für jene, die, infolge ihrer Anstrengungen, in der Lage sind, es zu empfangen. Alles Geld, das dem Lehrer gezahlt wird, erhält er für die Zeit und den Aufwand, den er hat.

Es gibt so etwas wie eine natürliche Intelligenz, die das Lernen von Taiji unterstützt. Diese ist wichtiger als jeder Lehrer. Wenn dein Verständnis wächst, übe, wovon du glaubst, daß es wahr ist und du wirst Taiji gegenüber loyal sein. Dann wirst du auch jedem Lehrer gegenüber loyal sein, der mit dieser natürlichen Intelligenz in Harmonie ist.

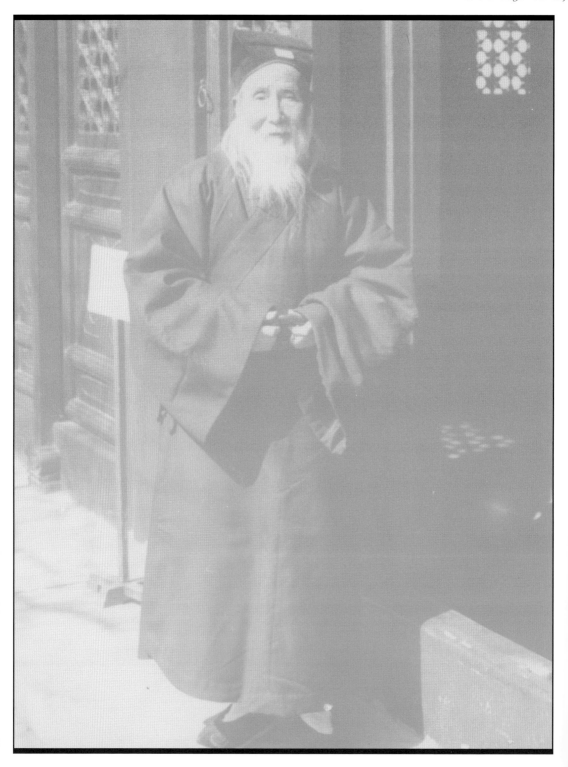

5

Taiji Prinzipien

Das Taiji-Diagramm

Ein heutzutage universal anerkanntes Symbol, das Taiji-Diagramm, existiert in der daoistischen Philosophie und Literatur seit tausenden von Jahren.

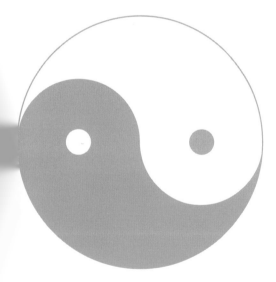

Taiji (das ganze Diagramm) stellt Ausgewogenheit dar. Yin und Yang repräsentieren die Veränderung, den Wechsel. Diese drei existieren zusammen in Raum und Zeit. Yang ist offensichtliche Energie und Yin ein Schatten, der die Energie verhüllt. Yang ist kreativ und Yin das Formgebende. In jedem Prozeß kann das Taiji-Diagramm benutzt werden, um alle Teile zu einer Synthese zusammenzufügen. Es kann vielfältig ausgelegt werden und auf vielen Ebenen. Versuche, es im Detail zu erklären, begrenzen seinen (Bedeutungs-)Umfang.

Alle Prinzipien der Taiji-Form und des Pushing-hands sind darin enthalten. Es ist das Ideal, wonach man strebt, welches nie erreicht werden kann.

Der Körper

Den Körper so zu trainieren, daß er locker ausgerichtet und in der Vertikalen stabil bleibt, mit Muskeln, Sehnen und Bändern, die frei sind, sich zu dehnen, während die Knochen und das Gewebe komprimieren, erhöht die Fähigkeit, die erzeugten fließenden Kräfte zu übertragen.

lseite:
eiße Wolke
oistischer Mönch

Die Wirbelsäule ist am kräftigsten, wenn sie gerade ist. Sanfte, regelmäßige Kurven, die sich über die ganze Wirbelsäule ausbreiten, schwächen die einzelnen Bandscheiben so wenig wie möglich. Menschen verletzen ihre Wirbelsäule, wenn sie sich mit plötzlicher Anwendung von Kraft, beugen oder drehen. Niemand verletzt sich mit ruhigen, gleichmäßigen Bewegungen einer geraden oder sanft geschwungenen Wirbelsäule. Das immer wieder neue Ausrichten der Wirbelsäule - wie es in der Taiji-Form getan wird - wird über eine Anzahl von Jahren dazu führen, daß sie ihre natürliche Flexibilität wiedergewinnt und einen zentralen, aufrechten Ruhezustand erreicht, mit der Freiheit, unter Druck die Form sanft geschwungener Wellen anzunehmen.

Körper

Entspannt - Genau - Aufrecht - Stabil

3 Phasen der Entspannung

Entspannen - der Körper lockert sich;
Sinken - die Energie beruhigt sich;
Leeren - der Geist sinkt auf eine tiefere Ebene.

Genauigkeit der Körperstellung

Verstärkt die feine Körperkontrolle; trainiert Koordination und Verbindung

Die aufrecht ausgerichtete Wirbelsäule

Beuge die Knie, verlängere die Wirbelsäule.
Öffne den unteren Rücken, das Kreuzbein sinkt nach unten.
Öffne den Brustbereich, die Schulterblätter sinken nach unten.
Öffne den Nacken, das Kinn sinkt nach unten.
Balanciere den Kopf als ob er oben aufgehängt wäre.

Sicher und stabil

Die Füße fest - entspannen, in den Boden drücken.
Die Knie ausgerichtet - leichte, nach außen gerichtete Intention.
Hüftgelenke locker - horizontal, (auf gleicher Ebene) frei zu drehen.
Becken stabil - aufrecht, den Körper unterstützend.

Lerne zuerst die Abfolge der Taiji-Form, dann füge das Atmen hinzu. Atme bewußt tief ein, lasse los, um auszuatmen. Harmonisiere den Rhythmus des Atmens mit dem natürlichen Timing der andauernden Wellenbewegung. Gib acht auf die Pause zwischen dem Ende des Ausatmens und dem Beginn des Einatmens.

ATEM

Tief   Gleichmäßig

Einatem

*Ziehe den Bauch ein wenig ein und dehne die Brust auf
natürliche Weise aus;
wenn sich der Geist konzentriert;
wenn sich der Geist nach innen zurückzieht;
wenn sich die Energie sammelt;
wenn der Körper steigt; wenn sich der Körper zurückzieht;
wenn sich die Arme vom Zentrum aus nach außen öffnen;*

Ausatem

*Erlaube dem Bauch, sich ein wenig auszudehnen
und entspanne die Brust;
wenn sich der Geist leert;
wenn sich der Geist ausdehnt;
wenn sich die Energie ausdehnt;
wenn der Körper sinkt;
wenn sich der Körper nach vorne bewegt;
wenn sich die Arme zum Zentrum hin schließen;*

Bewegung

Der Charakter der Taiji-Bewegungen ist in einem Wort zusammengefaßt - Veränderung. Jeder Teil des Körpers verändert sich unaufhörlich, wie das Meer. Zuerst müssen die äußeren Bewegungen fließend und koordiniert sein und ohne Unterbrechung ineinander übergehen - aber dies ist erst der Anfang. Durch korrekten Unterricht und lange Übungspraxis werden kleine Veränderungen der Muskeln trainiert, um Wellen elastischer innerer Kraft hervorzubringen, die sich spiralig durch den Körper bewegen und der äußeren Bewegung eine unwiderstehliche Kraft geben.

Bewegung

Fließend   Koordiniert   Spiralig   Unwiderstehlich

Nach vorne kommen

*Den Druck vom hinteren Fuß nutzen
nach vorne gehen, bis das vordere Knie über dem Zentrum des vorderen Fußes steht.*

Zurückziehen

*Den Druck vom vorderen Fuß nutzen
sich zurückziehen, bis das Kreuzbein über der Ferse des hinteren Fußes steht.*

Drehen

*Die untere Körperhälfte dreht sich wie ein Wasserstrudel
Die obere Körperhälfte folgt wie ziehende Wolken.*

Zentriertes Gleichgewicht
*tritt auf, wenn die obere und untere Körperhälfte im Zentrum zusammenkommen.
Die tiefste, entspannteste, innerste, stabilste Position.
Wenn man sie erreicht, fühlt es sich an, wie das Halten eines gänzlich gespannten Bogens.*

Wellen
Innere Wellen entstehen in den Füßen und bewegen sich leicht durch den fließenden Körper.

Taiji ist eine subtile und gut fundierte Form des Qigong. Es ist über hunderte von Jahren durch viele große Meister entwickelt und verfeinert worden. Das Niveau eines jeden Lehrers innerhalb des Systems wird offenkundig durch die Feinheit und Feinfühligkeit ihrer Pushing-hands-Fähigkeiten - grobe physische Kraft, äußere Geschwindigkeit oder Technik sind diesbezüglich ohne Belang.

Im Taiji entspricht das Konzept Qi den unteren Energien. Qi selbst kann in drei Stufen unterteilt werden (Jing, Qi und Shen). Jing bezieht sich auf die gröbsten Energien im Körper, die die Körperwärme und Sexualfunktionen anregen. Sie entstehen im Zentrum, am Damm und werden im Unterbauch verfeinert (Dantian). Qi bezieht sich auf diese verfeinerte Energie, die im Unterleib auftritt, von wo aus sie hochsteigt, um im Bereich des Solar Plexus verfeinert zu werden, während sie die echten Gefühle fördert (im Gegensatz zum körperlichen Verlangen). Shen meint die unteren Energien im letzten Stadium ihrer Verfeinerung, wenn sie aufsteigen vom Solar Plexus in den Bereich der Hypophyse, den Kontaktkanal zwischen dem Deep Mind und dem Körper.

Die Energie zerstreut sich durch übertriebenes Begehren, halbbewußte Tagträumerei und nicht nachlassende Gedankenströme. Die Energie wächst an, wenn sich der Deep Mind auf die Sinneswahrnehmungen, die Gefühle und Gedanken konzentriert, die innerhalb unseres persönlichen Energiefeldes vorkommen. Die Taiji-Praxis ist besonders geeignet, um gerade an solcher Bewahrung, Entwicklung und Verfeinerung der Energie zu arbeiten.

Energie

Fließend   *Kreisend*   *Aussendend*

Entspanne Geist und Körper, so daß die Energie frei fließt.
Bewege deine awareness durch den Körper, um die Energie-Zirkulation anzuregen.
Laß die Energiewellen durch deinen Körper gleiten, die dort, wo Energie abgegeben wird, Ausdehnung und Wärme erzeugen.

Awareness

Awareness beginnt mit Körperempfindungen, schließt im Weiteren tiefere Gefühle und Motive ein, dehnt sich dann auf die Gedanken aus und die sie begleitenden mentalen Zustände. Doch jenseits dieser drei liegt der Deep Mind, die Quelle wahrer Selbst-awareness.

Die awareness für feine Körperempfindungen ist die grundlegende Methode. Wenn sie in den Anfangsjahren nicht gut ausgebildet ist, wird alles andere auf Einbildung und Illusion gegründet sein. Die awareness von Empfindungen ist befriedigend ausgebildet, wenn eine klare Bewußtheit an jedem einzelnen Punkt innerhalb des Körpers entsteht, begleitet von einem Wärmegefühl und der Wahrnehmung der Lebensenergie.

Awareness

Körperempfindungen   Innere Kräfte   Energiefeld

Beginne damit, dich dem, was an der Oberfläche des Geistes liegt, zu verschließen. Dann konzentriere dich auf die Empfindungen, die durch die Körperbewegung entstehen.

Gehe weiter nach innen, bis du den ganzen Körper als einen unabhängig lebenden Organismus erlebst.

Gib acht auf die Empfindung der inneren Kräfte, wenn sie, als Antwort auf das Üben, durch den Körper zu strömen beginnen.

Breite deine awareness durch und um den Körper herum aus, gib Acht auf dein persönliches Energiefeld und intensiviere es.

Innere Kraft

Wenn Qi durch Yi (ausgerichtete Intention des Geistes) angeregt wird und mit dem Atem und entspannter Körperbewegung verbunden wird, produziert es die entspannte, elastische Kraft, die im Chinesischen unter dem Fachausdruck „Jing" bekannt ist. Dieses Jing oder die innere Kraft wird gewöhnlich aber irreführenderweise im Chinesischen dem Qi zugeordnet, im Japanischen dem Ki.

Die Intensität der inneren Kraft hängt von der Stärke der Geist-Intention ab, in Zusammenhang mit der Stärke des Energiefeldes und der Fähigkeit des Körpers, die erzeugten Kräfte zu übertragen. Diese Kräfte sind es, die den Körper zwingen, sich zu bewegen. Jeder dieser Bestandteile - die Geist-Intention, das Energiefeld, das Dehnen und Zusammenziehen innerhalb des beweglichen/fließenden Körpers und die sich daraus ergebende Antwort des äußeren Körper(aspekts) - kann individuell gestärkt und verfeinert werden.

Während die innere Kraft für einen Zuschauer mysteriös erscheinen mag, ist die Erfahrung der Person, die sie zum Ausdruck bringt, vollkommen klar. Innere Kraft hängt immer von der Stärke des Bewußtseins ab, das dann aktiviert wird, wenn die innere Kraft in Erscheinung tritt. Die Fähigkeit sie zu erzeugen, verlangt ein langes Training im Ausrichten des Bewußtseins. Es ist auch erforderlich, daß das ausgerichtete Bewußtsein mit der Zeit tiefer wird. Es kann ein Stadium kommen, wo der tiefste Aspekt des Bewußtseins jenseits der tiefsten Stufe der Intention ist. Dann wird die Intention natürlich und mühelos erscheinen, aber immer überschattet von der Deep Mind awareness.

Erinnere dich an das alte Taiji-Sprichwort: „Der Deep Mind (Xin) befehlt die Intention (Yi); die Intention dirigiert die Energie (Qi); wenn sich die Energie bewegt, muß der Körper folgen."

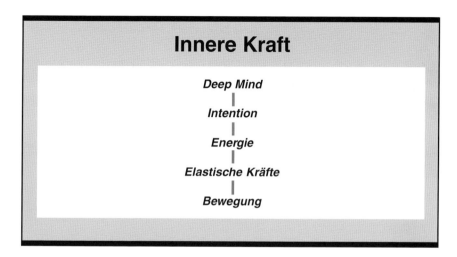

Die 5 Phasen des Vertikalen Kreises

Die steigende und sinkende Bewegung beim vertikalen Kreis, während man nach vorne kommt und sich zurückzieht, kann in 3 sich überlappende Schritte von Nachgeben (aufnehmen), Neutralisieren und Aussenden (zurückgeben) unterteilt werden.

Durch das Überlappen der 3 ergeben sich 4 Schritte und darüber hinaus entsteht noch ein 5. Schritt, wenn die Möglichkeit des Aussendens voll zum Ausdruck gebracht wird. Das Taiji-Diagramm enthält und erklärt diesen Vorgang klar und prägnant.

Das Geschehen innerhalb der 5 Schritte ist:

1. Atme ein und führe die Aufmerksamkeit vom vorderen Fuß hoch durch den Körper.

2. Lockere den Körper innerlich, beginne auszuatmen und lenke die Aufmerksamkeit durch den Körper nach unten zum hinteren Fuß.

3. Sinke und komprimiere nach unten und nach vorne zum Zentrum, schicke die Geist-Intention unter dem Boden entlang nach vorne.

4. Sende den Geist vorwärts und nach oben in die Ferne, während eine Welle innerer Kraft vom Boden durch den Körper hochläuft.

5. Bringe den Geist zurück zum vorderen Fuß und sinke geringfügig zurück, während die Welle aus dem Körper herausfließt.

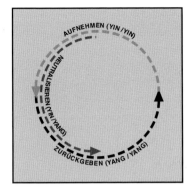

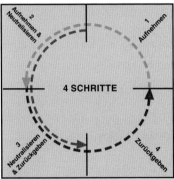

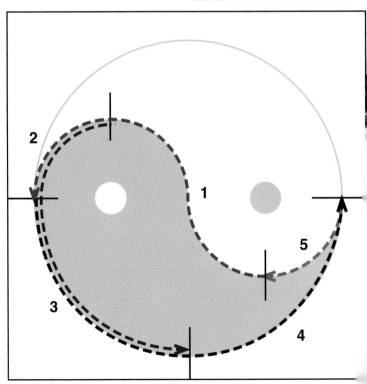

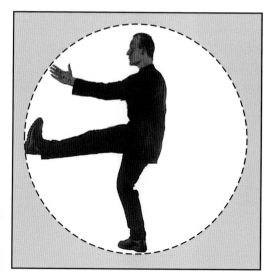

Das Persönliche Energiefeld

Innerhalb der den Körper umgebenden Sphäre, die sich eine Armlänge um und über dem Körper und zum Boden hin ausdehnt, erscheinen sich abwechselnde Muster von schließenden und öffnenden Bewegungen. Mit der Zeit beschreibt jeder Teil des Körpers ein komplexes Muster an Kurven innerhalb dieser Bewegungssphäre aller möglichen Kurven. Druckwellen bewegen sich durch dieses kugelförmige Geist-Energie-Körper-Feld, die Strömungen und Wirbel hervorrufen, mit Bereichen von Kompression oder größerer Dichte und Bereichen des Auseinanderziehens / der Dehnung oder geringerer Dichte, wie Rauch, der in einer Glaskugel herumwirbelt. Es können Intentionslinien visualisiert werden, die sich durch diesen Raum bewegen, vergleichbar der Darstellung von Kraftlinien bei Magnetfeldern - enger zusammen bei Kompression und weiter auseinander bei Ausdehnung.

Persönliches Energiefeld

Wenn eine andere Person auf irgendeine Weise in unser persönliches Energiefeld tritt, ist man sich dessen auf der Ebene des Deep Mind immer bewußt.

Entweder gibt man darauf in diesem Moment eine bewußte Antwort oder es tritt eine unbewußte Selbstschutzreaktion ein, bei der man sich versteift.

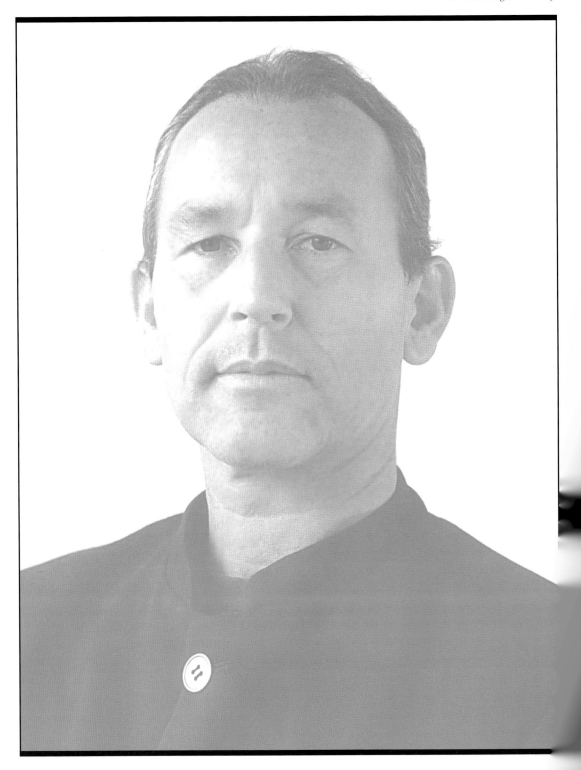

6

Lockerungs-Übungen

Bevor du mit der Taiji-Form beginnst, dehne dich ein wenig, dann arbeite die nachfolgenden Übungen durch, um den Körper zu lockern und den Geist in einen ruhigen, gesammelten Zustand zu bringen. Diese 5 Lockerungsübungen werden die äußere Anspannung auflösen und den Körper lehren, sich weich, sanft und rhythmisch zu bewegen, während die Füße fest mit dem Boden verbunden bleiben.

Die 1. Lockerungsübung trainiert besonders das Loslassen und das spiralige Drehen in und aus dem Boden heraus, einmal durch den linken und dann durch den rechten Fuß. Besondere Aufmerksamkeit sollte die Ausrichtung der unteren Körperhälfte (Beine und Becken) bekommen, wenn das spiralige Drehen durch Hüfte, Knie und Fuß verläuft.

Die 2. Lockerungsübung trainiert besonders das Steigen und Sinken und daraus folgend das Öffnen und Schließen in der oberen Körperhälfte. Besondere Aufmerksamkeit sollte der Ausrichtung der oberen Körperhälfte zukommen, wenn sich das Loslassen und Öffnen aufwärts bewegt, durch den unteren Rücken, die Brust, den Nacken bis zum Scheitelpunkt.

Die 3. Lockerungsübung trainiert besonders die Rotationskräfte, die sich, infolge der Hüftdrehung, die von den Füßen ausgeht, durch den Körper bewegen. Besondere Aufmerksamkeit sollte das Timing bekommen, d.h. die untere Körperhälfte geht der oberen voraus und die obere Körperhälfte geht den Armen voraus, während die Rotationskraft vom Boden hochsteigt zu den Fingerspitzen.

Die 4. Lockerungsübung trainiert besonders das Steigen und Sinken des Körpers in drei Abschnitten. Besondere Aufmerksamkeit sollte dem Timing zukommen, d.h. die untere Körperhälfte geht der oberen voraus und die obere Körperhälfte führt die Arme, während sinkende und steigende Wellen wechselweise vom Boden nach oben fließen.

Die 5. Lockerungsübung trainiert besonders die 5 Phasen des vertikalen Kreises, die geübt werden, um Taiji jing (entspannte, elastische Kraft) zu erzeugen. Bei allen 5 Phasen sollte besondere Achtsamkeit herrschen, um zwischen der Kraft, die sich als Folge der geistigen Bewegung durch den Körper bewegt und der sich daraus ergebenden Bewegung des Körpers selbst, zu unterscheiden.

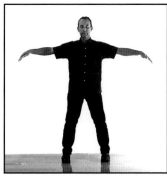

Lockerungsübung 1

Stehe in der Taiji-Pferd-Stellung: Füße parallel und schulterbreit; Knie gebeugt, Wirbelsäule gerade und senkrecht; die Arme hängen an den Seiten entspannt nach unten.

Um zu beginnen, atme ein und hebe die Arme auf Schulterhöhe.

1) Die Arme sinken; sinke und drehe den Körper nach rechts.
2) Laß die Arme vom Ellbogen aus hochschwingen, die rechte Hand hinter den Körper, die linke vor den Körper.
3) Die Arme sinken zu den Seiten.
4) Drehe zurück zum Zentrum und hebe die Arme auf Schulterhöhe.
5) Wiederhole das Gleiche nach links, dann wieder nach rechts usw.

Wichtige Punkte:

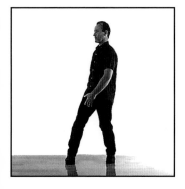

✓ Entspanne dich und konzentriere deinen Geist auf die Empfindungen des sich bewegenden Körpers.

✓ Drehe die Hüften und das Becken ununterbrochen, drehe spiralig in und aus dem linken in den rechten Fuß und umgekehrt.

✓ Atme aus und schicke deine awareness zum hinteren Fuß, wenn du auf die Seite drehst;

✓ Atme ein und schicke deine awareness zum Scheitel, wenn du zum Zentrum zurückkommst.

✓ Versichere dich, daß die Muskeln entspannen, wenn du zur Seite drehst.

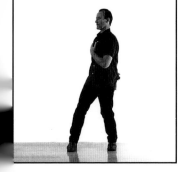

✓ Laß weder die Knie nach innen einbrechen noch die Hüfte herausragen, während du durch das Bein nach unten sinkst.

✓ Bei Schritt 3 bleibt der Körper in der gesunkenen Position und die Schulterblätter sinken ein wenig.

✓ Die Fußsohlen bleiben während des Drehens flach auf dem Boden.

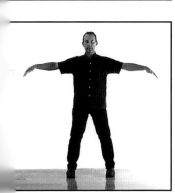

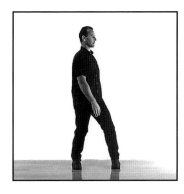

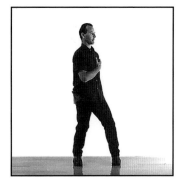

Lockerungsübung 2

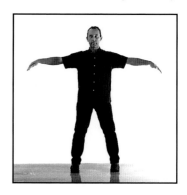

Ausgehend von der Taiji-Pferd-Stellung:

1) Hebe die Arme auf Schulterhöhe.
2) Senke den Körper ohne Unterbrechung, während du auf 4 zählst, wie folgt:
   i. Die Arme sinken zu den Seiten, dann laß die Unterarme hochschwingen über die Brust.
   ii. Die Unterarme schwingen zur Seite zurück, dann hebe die Arme zurück auf Schulterhöhe.
   iii. Die Arme sinken wieder, wie in i. beschrieben.
   iv. Hebe die Arme wieder, wie in ii beschrieben.
3) Hebe den Körper ohne Unterbrechung und zähle dabei auf 4; die Arme bewegen sich wie oben, von i. bis iv. beschrieben.
4) Sinke wieder, während du gleichzeitig auf 4 zählst, usw.

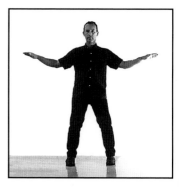

Wichtige Punkte:

✓ Entspanne dich und konzentriere deinen Geist auf die Empfindungen des sich bewegenden Körpers.
✓ Atme aus und schicke deine Aufmerksamkeit zu den Füßen, wenn du sinkst.
✓ Atme ein und schicke deine awareness zum Scheitel, wenn du steigst.
✓ Versichere dich, daß die Muskeln entspannen, während sich deine awareness durch den Körper nach unten bewegt.
✓ Laß den unteren Rücken beim Sinken gerade werden, die Brust sich öffnen und den Nacken sich längen.
✓ Die obere Körperhälfte bleibt im Lot und aufrecht und stabil im Zentrum.
✓ Versichere dich, daß das vertikale Steigen und Sinken des Körpers fließend und fortlaufend ist, ohne durch die Armbewegung gestört zu werden.
✓ Der Druck der Füße auf den Boden sollte gegen Ende des Sinkens zunehmen.

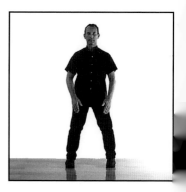

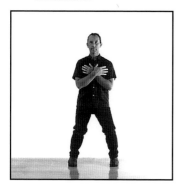

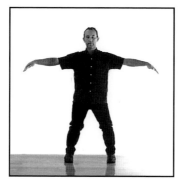

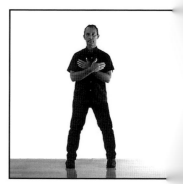

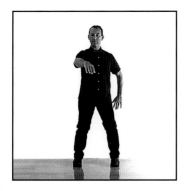

Ausgehend von der Taiji-Pferd-Stellung:

1) Drehe den Körper nach links; schwinge den rechten Arm hoch vor die Kehle.
2) Drehe den Körper zum Zentrum zurück; die Schulter und der Ellbogen sinken; ziehe das Handgelenk zum Körper.
3) Drehe den Körper nach rechts; der rechte Arm sinkt zur Seite; der linke Arm schwingt hoch.
4) wie 2)
5) Wiederhole das Gleiche nach links, dann wieder nach rechts usw.

Wichtige Punkte:

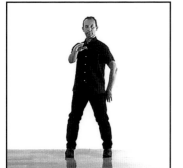

✓ Entspanne dich und konzentriere deinen Geist auf die Empfindungen des sich bewegenden Körpers.

✓ Drehe dich um die Zentralachse.

✓ Der Kopf bleibt nach vorne ausgerichtet und wird nicht mitbewegt, während die Hüften und das Becken unaufhörlich drehen.

✓ Entspanne das linke Bein und sinke in das rechte, wenn der rechte Arm nach vorne schwingt.

✓ Atme aus und schicke deine awareness spiralförmig nach unten zum Fuß, wenn du auf die Seite drehst.

✓ Atme ein und schicke deine awareness spiralig nach oben und um das Becken herum, wenn du zum Zentrum zurückdrehst.

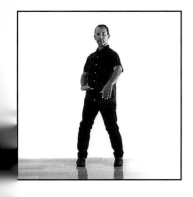

✓ Laß weder das Knie nach innen fallen noch die Hüfte über den (Fuß-) Rand hinausragen, während du durch das Bein sinkst.

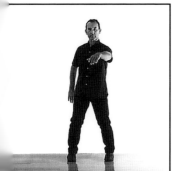
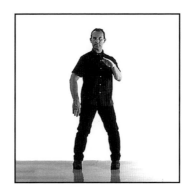
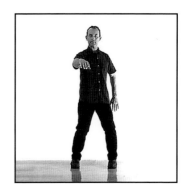

Lockerungsübung 4

Ausgehend von der Taiji-Pferd-Stellung:

1) Kreise mit beiden Armen nach hinten und seitlich nach oben bis auf Schulterhöhe.

2) Entspanne und lasse die Arme zum Zentrum sinken; die linke Faust wird auf Höhe der Kehle von der rechten Handfläche umschlossen.

3) Ziehe die Arme zur Brust , dann laß beide Hände sinken, um sie - mit den Handflächen nach oben - auf den Beinen ruhen zu lassen.

4) Und noch einmal, kreise (mit den Armen), entspanne dich und ziehe (die Arme) herein, dann laß die Arme, wie oben beschrieben, sinken.

5) Ein drittes Mal nach oben kreisen und die Arme zum Zentrum hin entspannen, linke Faust in die rechte Handfläche.

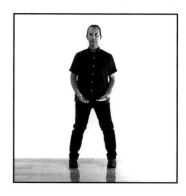

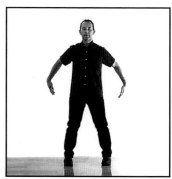

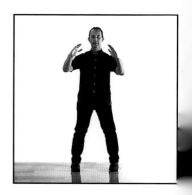

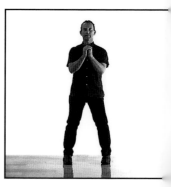

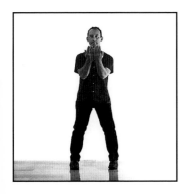

Dann:

1) Drehe in den Handgelenken, die Finger öffnen sich nach vorne und oben, die Handflächen zeigen zur Kehle.
2) Laß den Körper sinken und drehe die Handgelenke bis die Handflächen nach vorne zeigen, wobei die Daumen und die Fingerspitzen von Zeige- und Mittelfinger miteinander verbunden bleiben.
3) Beuge die Knie bis die Oberschenkel parallel zum Boden sind.
4) Strecke die Beine fast ganz durch, laß die Hände sinken und den Körper locker nach unten hängen.
5) Lockere und kreise mit den Schulterblättern, laß die Arme in alle 4 Richtungen schwingen.
6) Beuge die Knie bis die Oberschenkel parallel zum Boden sind.
7) Strecke nach und nach die Beine, richte den Körper auf als ob du an einer Wand hochrollst.

Wichtige Punkte:

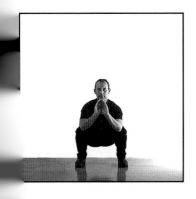

✓ Entspanne dich und konzentriere deinen Geist auf die Empfindungen des sich bewegenden Körpers.
✓ Atme ein und führe die awareness durch den Körper nach oben, um die Arme zu heben.
✓ Atme aus und leite die awareness durch den Körper nach unten, um die Arme zu senken.
✓ Beim Steigen und Sinken führt die untere Körperhälfte die obere, welche wiederum die Arme anführt.
✓ Wenn nötig, kann man einen zusätzlichen Atemzug nehmen, während man die Arme zur Brust zieht.

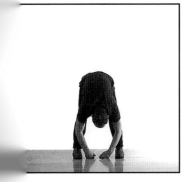

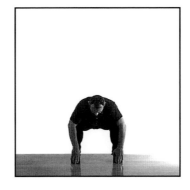

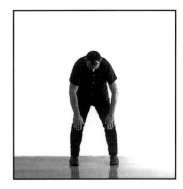

Lockerungsübung 5

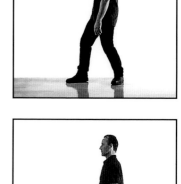

Ausgehend von der Taiji-Pferd-Stellung, drehe den Körper und den rechten Fuß auf der Ferse nach rechts:

1) Atme ein und setze dich zurück, indem du den vorderen Fuß in den Boden drückst.

2) Entspanne den Körper, um nach hinten und unten zum linken Fuß zu sinken.

3) Während der Körper ins Zentrum sinkt, entsteht eine Kompression durch den hinteren Fuß nach unten.

4) Drücke den hinteren Fuß in den Boden und sende eine Kraftwelle durch den Körper.

5) Erlaube dem Körper sich wieder niederzulassen, wobei der Druck im vorderen Fuß steigt.

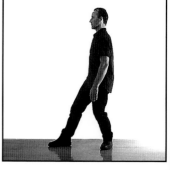

Wiederhole die Schritte 1-5 wie oben beschrieben viermal, dann verlagere dein Gewicht auf das rechte hintere Bein.

Hebe die vordere Ferse leicht an, ziehe die Zehen dorthin, wo die Ferse war. Laß die Ferse sinken und setze sie wieder an ihren ursprünglichen Platz. Wiederhole das. Drehe den rechten Fuß auf der Ferse nach vorne.

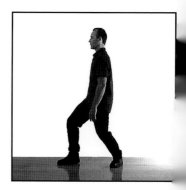

Drehe den Körper und den linken Fuß auf der Ferse nach links und wiederhole, was für rechts gilt.

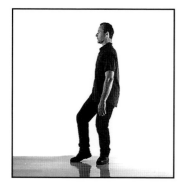
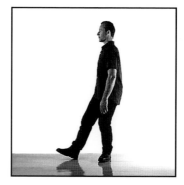
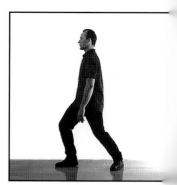

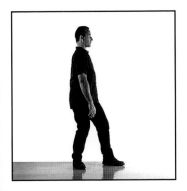

Wichtige Punkte:

✓ Entspanne dich und konzentriere deinen Geist auf die Empfindungen des sich bewegenden Körpers.

✓ Bewege dich ohne Unterbrechung vorwärts und rückwärts.

✓ Atme bei 2, 3 und 4 aus.

✓ Führe die awareness bei 1 durch den Körper nach oben.

✓ Schicke die awareness bei 2 zum hinteren Fuß.

✓ Leere den Geist und schließe bei 3 zum Zentrum hin.

✓ Laß die awareness vor der Welle, wie bei 4 erwähnt, durch den Körper nach oben steigen.

✓ Kehre mit der awareness bei 5 zum vorderen Fuß zurück.

✓ Richte die untere Körperhälfte bei 2 und die obere bei 3 aus.

✓ Versichere dich, daß der hintere Fuß die ganze Zeit flach auf dem Boden bleibt.

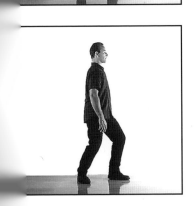

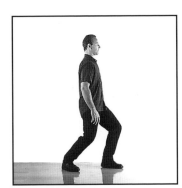

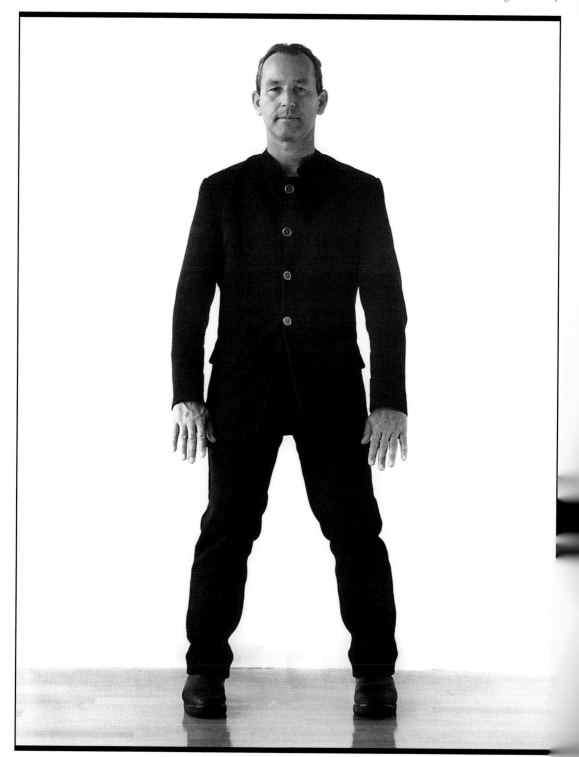

7

37 Bewegungen Kurzform

1 *Öffne die Füße*

1) Stehe nach vorne ausgerichtet, der Körper aufrecht, die Fersen zusammen.

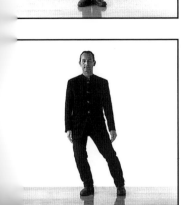

2) Lasse los und sinke ein wenig in den rechten Fuß, der linke Fuß dreht auf den Zehen gerade nach vorne, der linke Fuß setzt einen Schritt nach links.

3) Bewege dich zum linken Fuß, während der Körper 30 Grad nach rechts dreht.

4) Lasse los und drehe Körper und rechten Fuß nach vorne, die Füße stehen schulterbreit auseinander (das Zentrum des Schultergelenkes über dem Zentrum vom Fußgelenk), die Hände drehen sich, bis die Handflächen nach hinten schauen. Der Körper ist entspannt, zentriert, aufrecht und stabil.

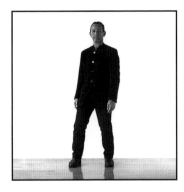

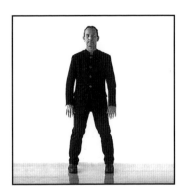

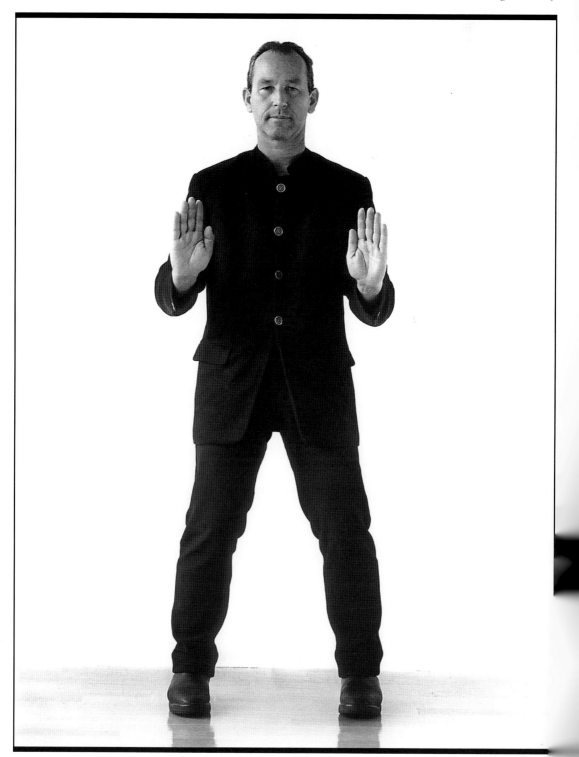

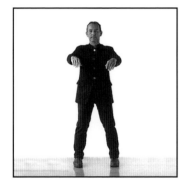

2 Die vorbereitende Bewegung

1) Strecke die Beine ein wenig, damit die untere Körperhälfte steigt, atme ein, um die obere Körperhälfte zu heben, erlaube den Armen nach vorne und oben zu gleiten, bis auf Schulterhöhe.

2) Lasse Geist und Körper los (Release the Mind ...), beuge die Beine, atme aus, entspanne die Schultern, lasse die Ellbogen sinken, ziehe die Handgelenke zum Körper, als ob die Handflächen über einen eisernen Ball rutschen.

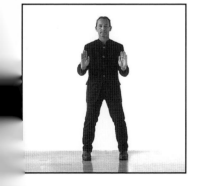

3) Fahre fort damit, den Körper sinken zu lassen, die Handgelenke sinken, als ob sie hinter dem eisernen Ball nach unten gleiten, solange bis die Ellbogen die Rumpfseite erreichen.

4) Stabilisiere den Körper, die Unterarme sinken bis die Daumen die Beine berühren.

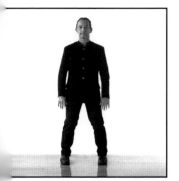

9

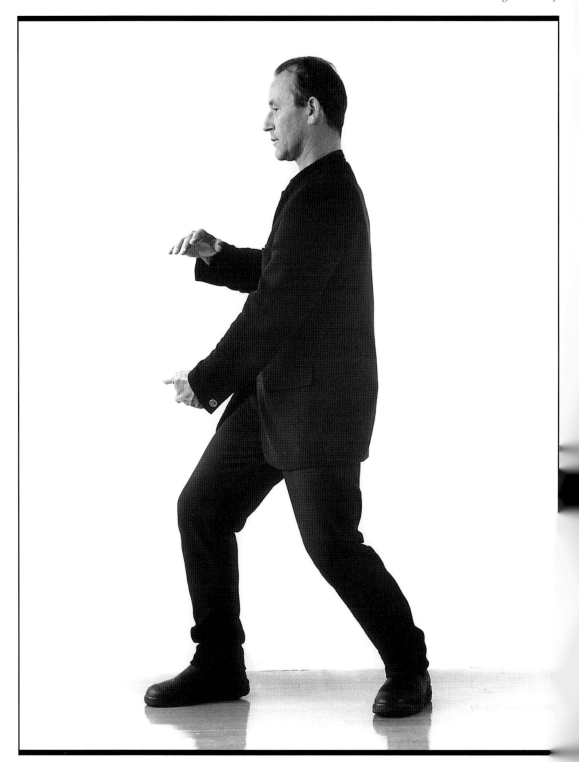

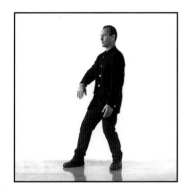

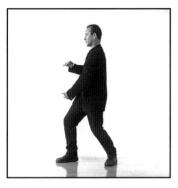

3 *Abwehr (rechts)*

1) Drehe die Hüften und den linken Fuß leicht nach rechts, beginne, dich nach links zurückzusetzen.

2) Entspanne in den linken Fuß hinein, drehe den rechten Fuß und den Körper 45 Grad nach rechts, während du anfängst, den rechten Arm zu heben.

3) Sinke ins Zentrum, während der Körper und der rechte Fuß weiter nach rechts drehen, so lange, bis 90 Grad erreicht sind, die linke Hand steht vor dem Bauch und zeigt mit der Handfläche nach oben, die rechte Hand steht vor dem Brustbein mit der Handfläche nach unten, beide Hände sind über dem Knie.

4) Drücke die linke Ferse in den Boden und lasse zu, daß eine Welle von Geist, Energie und Kraft vom Boden zu den Händen hochkommt.

5) Erlaube dem Körper, sich wieder etwas nach unten zu verankern, durch einen leichten Druckanstieg im vorderen Fuß.

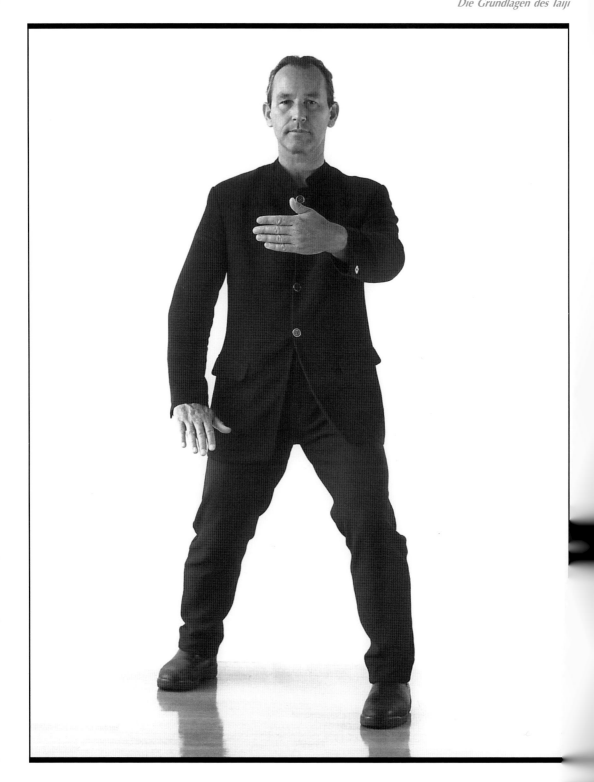

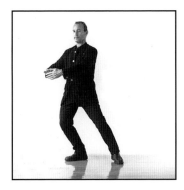

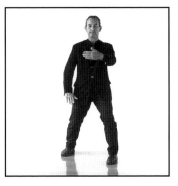

3 Fortsetzung - *Abwehr (links)*

1) Drehe 45 Grad nach links, die linke Hand steigt, die rechten Finger sinken an den linken vorbei.

2) Lasse zum rechten Fuß hin los, der linke Fuß setzt einen Schritt nach vorne.

3) Sinke ins Zentrum, der rechte Fuß dreht 45 Grad nach innen, der Körper dreht nach vorne, die linke Handfläche vor dem Brustbein, der Abstand des linken Ellbogens vom Rumpf beträgt eine Handspanne, die rechte Hand sinkt zum Bein, der rechte Ellbogen hat eine faustbreit Abstand zum Körper, der rechte Daumen steht in einer Linie mit dem Oberschenkel, der Körper ist im Zentrum stabil.

4) Sende in einer Welle vom Fuß zur Hand entspannte Kraft aus.

5) Verankere dich leicht im vorderen Fuß, wenn die Welle aus dem Körper fließt.

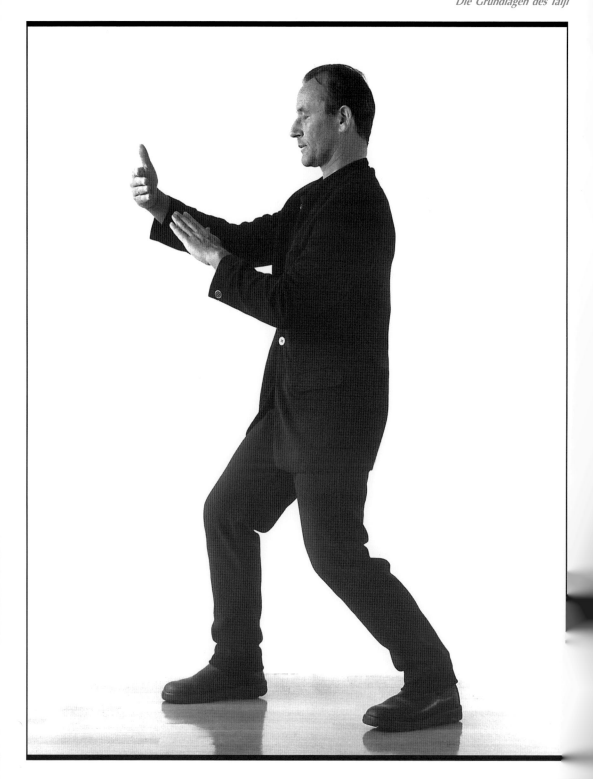

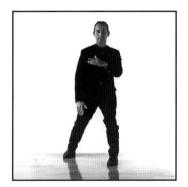

4 Des Vogels Schwanz fassen - Abwehr

1) Wende dich 45 Grad nach rechts, die linke Hand dreht um die Daumenwurzel herum bis die Handfläche nach unten zeigt, die rechte Hand steigt zu den linken Fingerspitzen, die rechte Handfläche zeigt nach links.

2) Zum linken Fuß hin loslassen, der rechte Fuß setzt einen Schritt nach rechts.

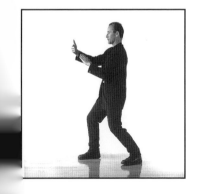

3) Ins Zentrum sinken, der linke Fuß dreht 45 Grad einwärts, der Körper dreht 90 Grad nach rechts, der rechte Daumen ist vor der Nase, der rechte Ellbogen ragt eine Handspanne nach außen, die linken Fingerspitzen sind 1 Zoll (2,54 cm) vom rechten Handgelenk entfernt, der linke Ellbogen hat eine Faust Abstand zum Körper, der Körper ist im Zentrum stabil.

4) Sende eine Welle aus, drehe dabei um 15 Grad nach rechts, die Nase, das Knie und die Zehen stehen dabei in einer Linie.

5) Verankere dich leicht im vorderen Fuß.

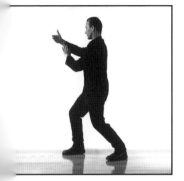

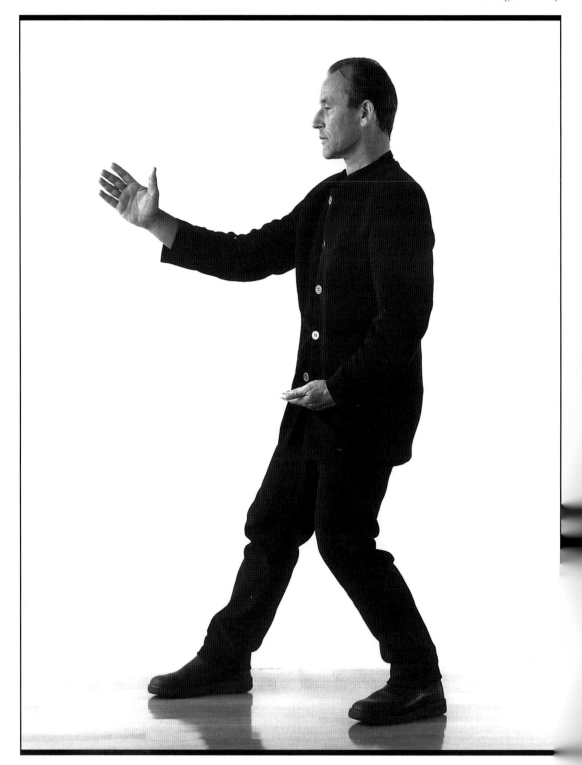

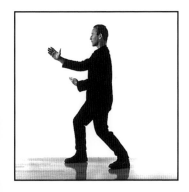

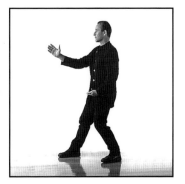

5 *Des Vogels Schwanz fassen - Zurückziehen*

1) Drehe, entferne dich von der rechten Hand und verankere dich hinten im Zentrum; die linke Hand dreht mit der Handfläche nach oben und beginnt, sich zur linken Hüfte zurückzuziehen.

2) Fahre fort, dich zurückzusetzen und drehe nach links, die linke Hand kommt, Handfläche nach oben, vor der linken Hüfte an, der Kopf zeigt nach vorne, der rechte Daumen ist auf Höhe der Nase.

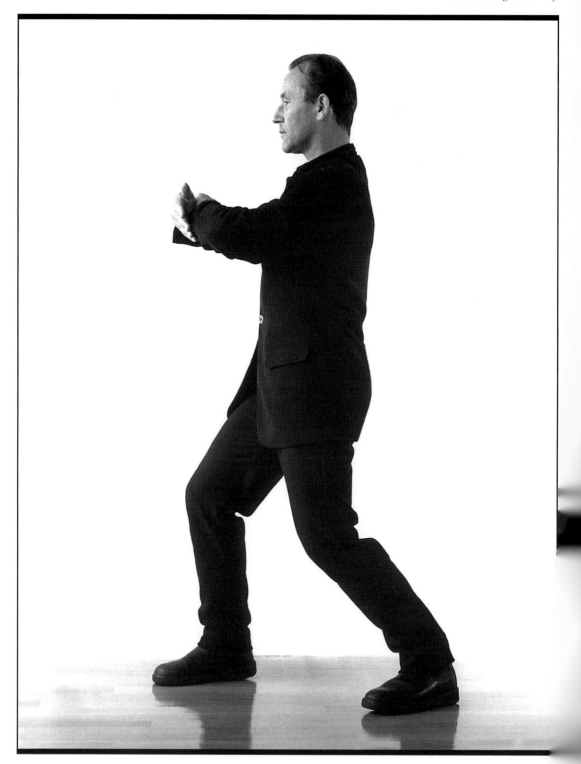

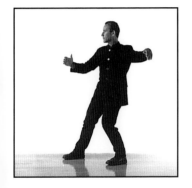

6   *Des Vogels Schwanz fassen - Drücken*

1)   Setze dich ganz und gar zurück, drehe 45 Grad nach links, die linke Hand kreist nach oben bis auf Schulterhöhe, der Kopf zeigt nach vorne, der rechte Unterarm klappt nach unten links.

2)   Zum linken Fuß hin loslassen, der Körper fängt an, nach rechts zu drehen, die linke Hand kreist nach oben, bis sie eine faustbreit neben dem Ohr steht.

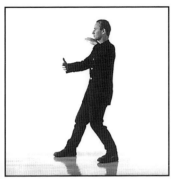

3)   Sinke zum Zentrum, der Körper zeigt geradeaus, das linke Handgelenk berührt die Innenseite des rechten mit einer faustbreit Abstand vom unteren Ende des Brustbeins, der Körper ist im Zentrum stabil.

4)   Sende eine Welle aus, die Handgelenke drehen nach oben bis auf Höhe der Kehle.

5)   Verankere dich leicht im vorderen Fuß.

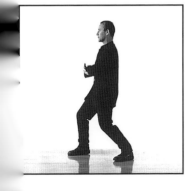

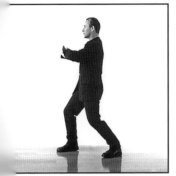

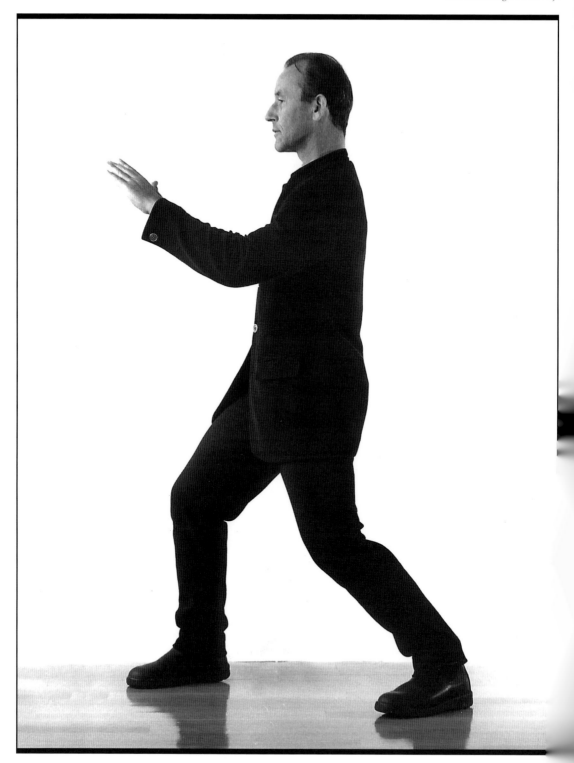

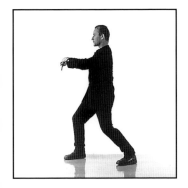

7 Des Vogels Schwanz fassen - Stoßen

1) Setze dich zurück, weg von den Händen, das linke Handgelenk gleitet über das rechte.

2) Zum linken Fuß hin loslassen, die Arme öffnen sich nach außen und oben, als ob sie über einen eisernen Ball ziehen.

3) Sinke zum Zentrum, die Arme sinken, als ob sie hinter dem eisernen Ball heruntergehen, die Fingerspitzen sind auf Schulterhöhe, die Ellbogen haben eine faustbreit Abstand (zur Seite des Rumpfs - Anm. des Übers.), der Körper ist im Zentrum stabil.

4) Sende eine Welle aus, die Handflächen bewegen sich bis auf Schulterhöhe, die Ellbogen haben eine Handspanne Abstand zum Rumpf.

5) Verankere dich leicht im vorderen Fuß.

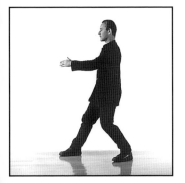

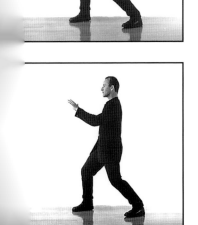

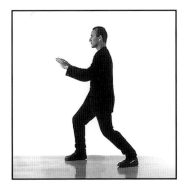

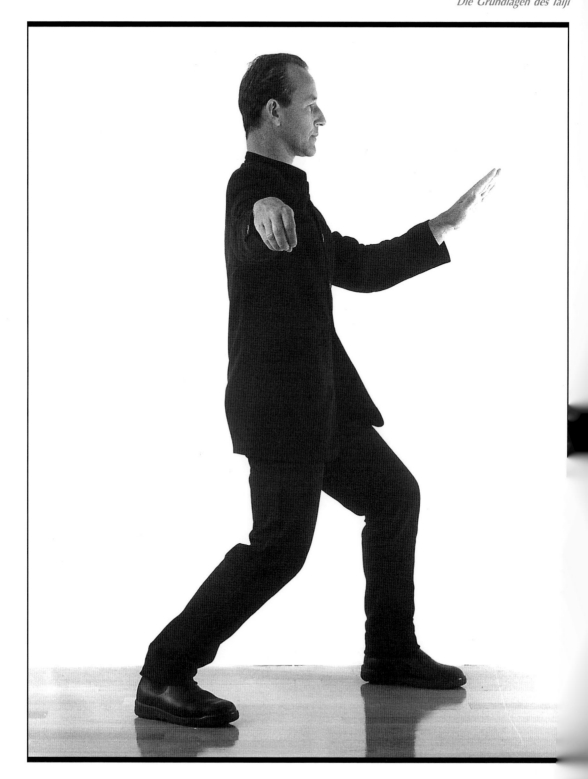

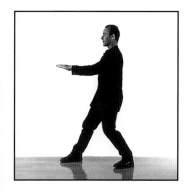

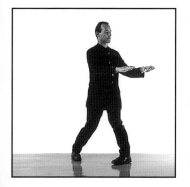

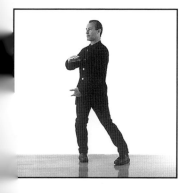

8 *Einzelne Peitsche*

1) Setze dich zurück, weg von den Händen, die Ellbogen heben sich ein wenig, die Unterarme sinken, bis sie auf Brustbeinhöhe waagrecht sind.

2) Lasse los und drehe den Körper zum linken Fuß, die Arme sinken und folgen dem Körper, der Körper ist im Zentrum stabil.

3) Setze dich zurück in den rechten Fuß, die Arme längen sich und steigen etwas nach oben.

4) Lasse los und drehe den Körper zum rechten Fuß, die rechte Hand steht, Handfläche nach unten, vor dem Brustbein, die linke Hand kreist nach unten, bis die Handfläche die rechte obere anschaut, der Körper ist im Zentrum stabil.

5) Hebe die linke Hand bis auf Brustbeinhöhe und drehe den Körper 90 Grad nach links, der linke Fuß dreht auf den Zehen, das rechte Handgelenk entspannt.

6) Lasse zum rechten Fuß hin los, drehe den Körper weiter nach links, setze einen Schritt mit dem linken Fuß, die linke Handfläche ist zur Kehle gewendet.

7) Sinke zum Zentrum, die linke Hand, die Handfläche nach vorne gewandt, ist vor der linken Schulter, das rechte Handgelenk ist auf Schulterhöhe nach unten gebeugt, der rechte Ellbogen steht vier Finger unter Schulterhöhe, die Fingerspitzen der rechten Hand sind mit der Daumenspitze verbunden, der Körper ist im Zentrum stabil.

8) Sende eine Welle aus, die Arme dehnen sich wenige Zoll aus.

9) Verankere dich leicht im vorderen Fuß.

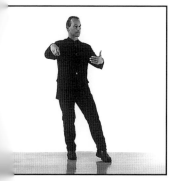

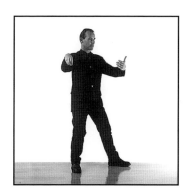

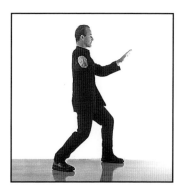

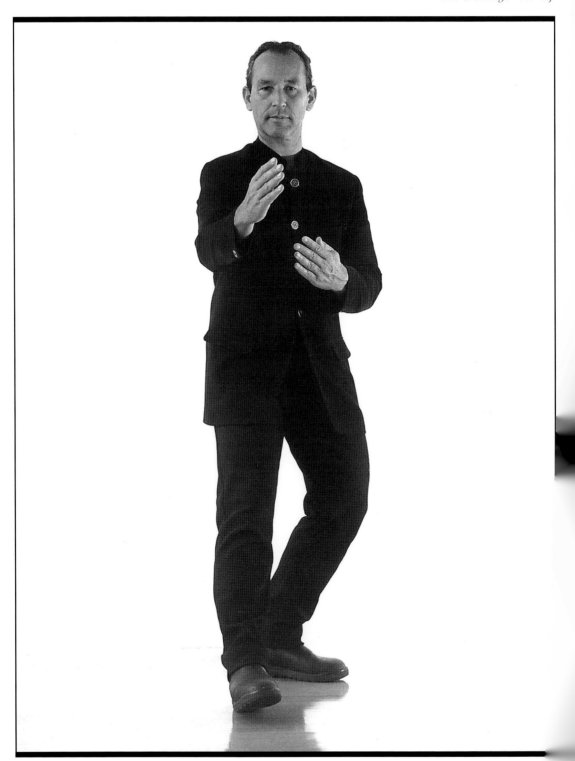

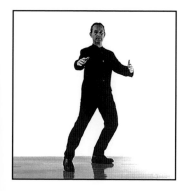

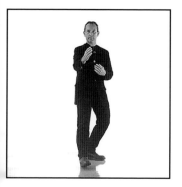

9 *Hebe die Hände*

1) Drehe den Körper um 45 Grad nach rechts zur linken Vorderseite, der rechte Fuß dreht auf den Zehen, der linke Arm dreht mit dem Körper.

2) Lasse zum linken Fuß hin los und drehe weitere 30 Grad nach rechts, so daß du fast nach vorne gerichtet stehst; die Arme beginnen, sich einander anzunähern.

3) Sinke und stabilisiere den Körper, während sich der rechte Fuß zur Zentrumslinie hinüberbewegt und mit der Ferse aufsetzt; die Fingerspitzen der rechten Hand sind vor der Kehle, die Fingerspitzen der linken vor dem Brustbein.

4) Sende eine Welle aus vom linken Fuß zu den Händen und darüber hinaus, die Arme dehnen sich wenige Zoll aus.

5) Verankere dich hinten, im linken Fuß.

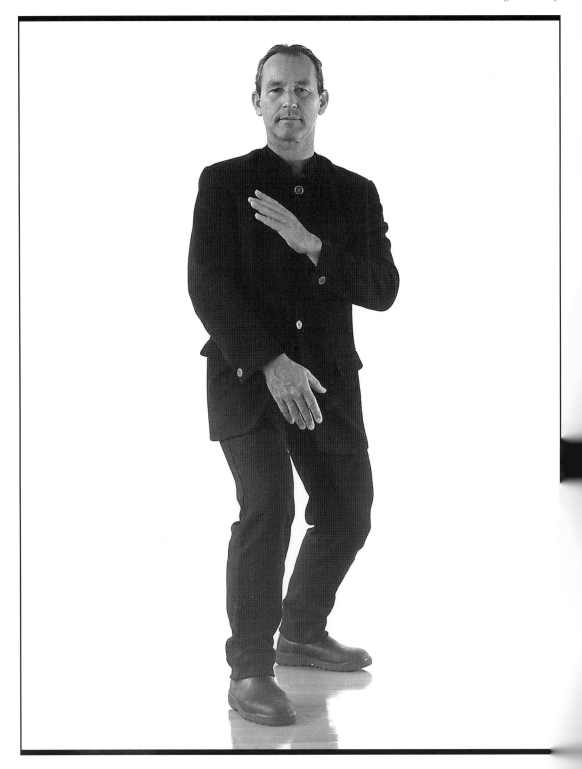

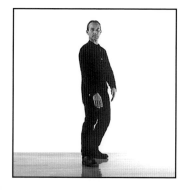

10 *Schulterstoß*

1) Drehe den Körper 30 Grad nach links, der linke Arm kreist nach unten, nach hinten und oben bis auf Schulterhöhe, der rechte Arm sinkt zum Bein, der rechte Fuß dreht auf der Ferse.

2) Lasse zum linken Fuß hin los, der Körper beginnt, nach rechts zu drehen, die linke Hand kreist nach oben mit einer faustbreit Abstand zum Ohr, der rechte Fuß zieht nach innen und macht dann einen Schritt gerade nach vorne.

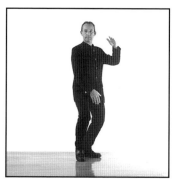

3) Sinke zum Zentrum, der Körper ist von der Vorderseite um 15 Grad nach links ausgerichtet, die linke Handfläche ist vor dem Brustbein, die rechte vor dem Unterbauch, der Körper ist im Zentrum stabil.

4) Sende eine Welle aus, die Hände dehnen sich leicht nach vorne und oben aus.

5) Verankere dich leicht im vorderen Fuß.

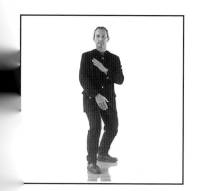

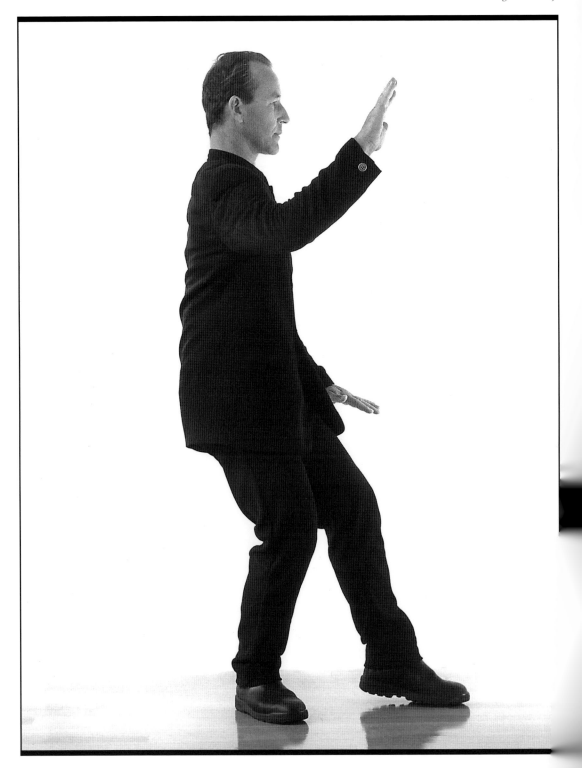

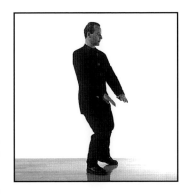

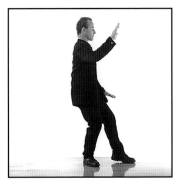

11 *Der weiße Storch breitet seine Flügel aus*

1) Drehe den Körper 45 Grad nach links, der rechte Fuß dreht 15 Grad einwärts, die linke Hand kreist nach unten links, der rechte Arm beginnt zu steigen.

2) Lasse zum rechten Fuß hin los, der Körper dreht weiter nach links.

3) Sinke und stabilisiere den Körper, der nach links ausgerichtet ist, während der linke Fuß zur Zentrumslinie nach innen kreist; der rechte Daumen steht eine Handspanne vor der rechten Augenbraue, die linke Hand steht unten links, räumlich ausbalanciert mit der rechten Hand, die Handflächen sind leicht nach außen gedreht.

4) Sende eine Welle aus, die Handflächen dehnen sich ein wenig aus.

5) Verankere dich hinten im rechten Fuß.

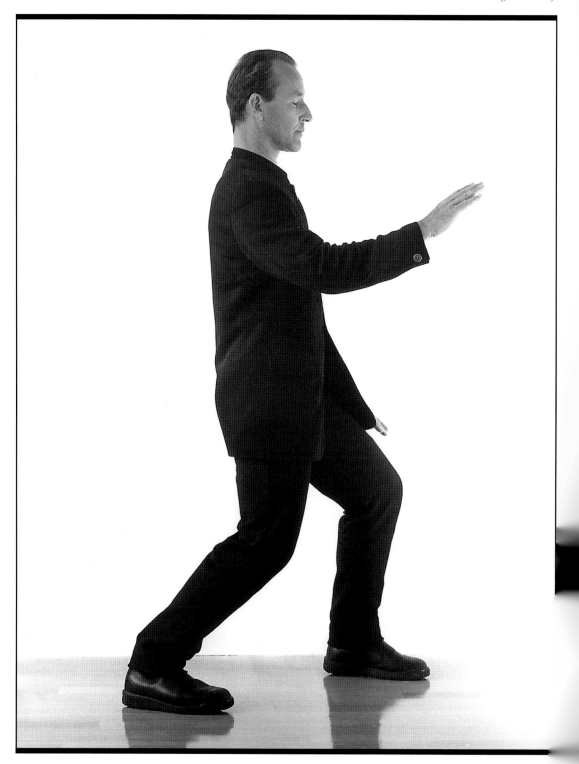

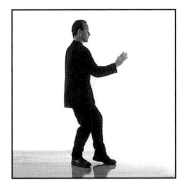

12 *Knie streifen und Drehschritt*

1) Drehe 45 Grad nach rechts, die rechte Hand sinkt ein wenig nach links, dann kreist sie über unten auf rechte Schulterhöhe hoch, die linke Hand kreist nach rechts unten, der Kopf ist nach vorne ausgerichtet.

2) Lasse zum rechten Fuß hin los, der Körper fängt an, nach links zu drehen, die rechte Hand kreist nach oben, eine faustbreit neben das Ohr, der linke Fuß setzt einen Schritt nach vorne links.

3) Sinke ins Zentrum, der Körper ist 90 Grad nach links ausgerichtet, der linke Daumen streift den linken Oberschenkel, die rechte Hand sinkt nach vorne, die Finger sind auf Schulterhöhe, der Körper ist im Zentrum stabil.

4) Sende eine Welle aus, die Handflächen dehnen sich ein wenig aus.

5) Verankere dich leicht im vorderen Fuß.

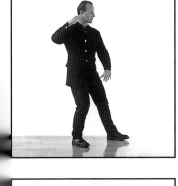

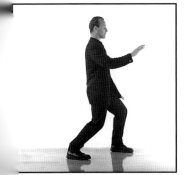

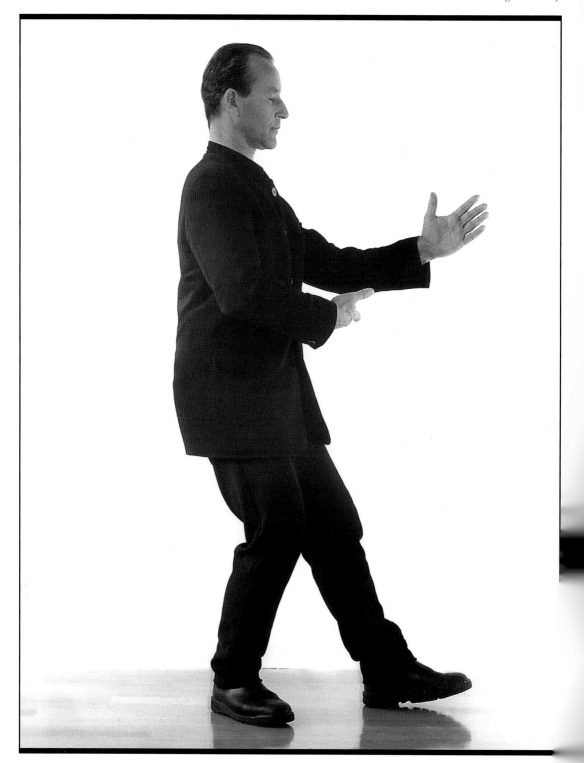

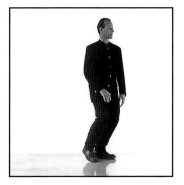

13 *Gitarre spielen*

1) Verlagere das Gewicht zum linken Fuß, drehe den Körper 45 Grad nach rechts, der rechte Fuß dreht auf den Zehen, die rechte Hand sinkt. Dann zieht der rechte Fuß zur linken Wade, hebe beide Arme vor dem Körper nach oben.

2) Lasse zum rechten Fuß hin los, wenn er einen halben Schritt zurücksetzt, drehe nach links, entspanne die Schultern und lasse die Ellbogen sinken, die rechte Hand bewegt sich zum linken Ellbogen.

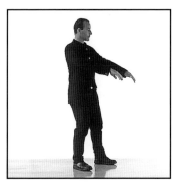

3) Sinke und stabilisiere den Körper, während sich der linke Fuß zur Zentrumslinie hinüberbewegt und mit der Ferse aufsetzt; die linke Hand steht vor der Schulter, die rechte Handfläche zeigt nach oben, die Fingerspitzen sind einen Zoll vom linken Ellbogen entfernt.

4) Sende eine Welle aus vom rechten Fuß zu den Händen und darüber hinaus, die Arme dehnen sich wenige Zoll aus.

5) Verankere dich hinten im rechten Fuß.

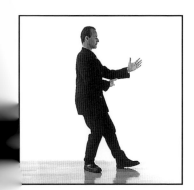

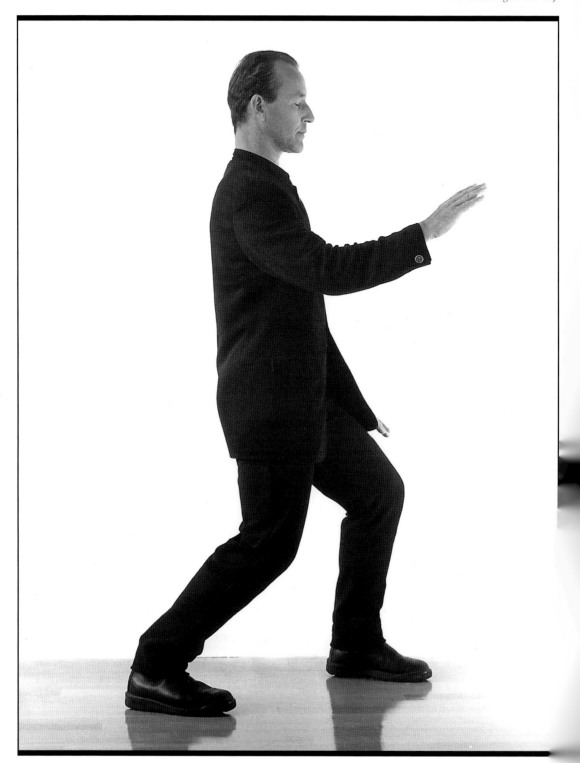

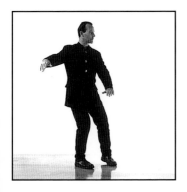

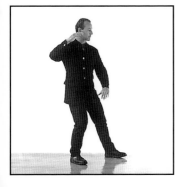

Knie streifen und Drehschritt
– wiederhole Bewegung 12

1) Drehe 45 Grad nach rechts, die rechte Hand sinkt leicht nach links, dann kreist sie nach unten und oben auf Höhe der rechten Schulter, die linke Hand kreist nach unten rechts, der Kopf ist nach vorne ausgerichtet.

2) Lasse zum rechten Fuß hin los, der Körper beginnt nach links zu drehen, die rechte Hand kreist nach oben, eine faustbreit neben das Ohr, der linke Fuß macht einen Schritt nach vorne links.

3) Sinke zum Zentrum, der Körper ist um 90 Grad nach links ausgerichtet, der linke Daumen streift den linken Oberschenkel, die rechte Hand sinkt nach vorne, die Finger sind auf Schulterhöhe, der Körper ist im Zentrum stabil.

4) Sende eine Welle aus, die Handflächen dehnen sich leicht aus.

5) Verankere dich leicht im vorderen Fuß.

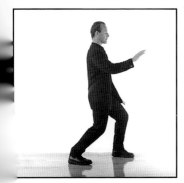

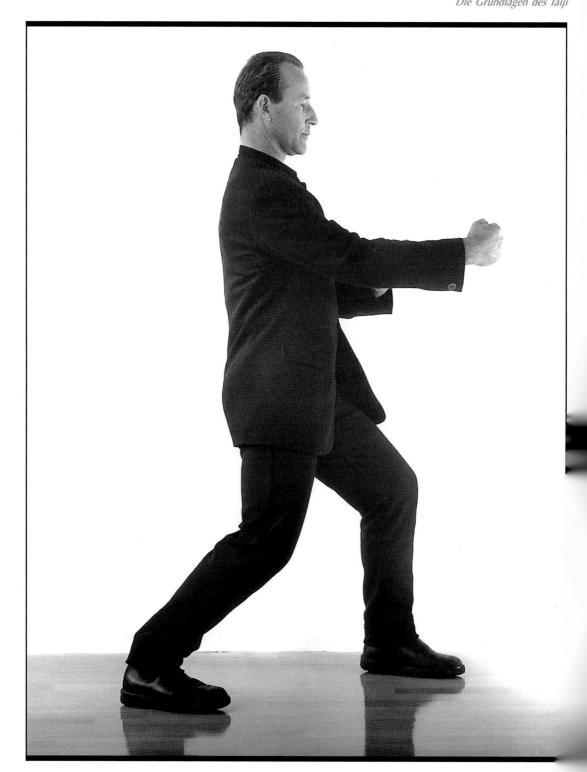

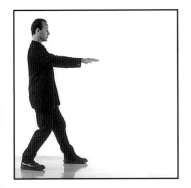

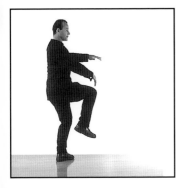

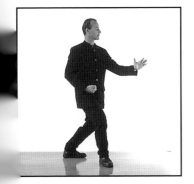

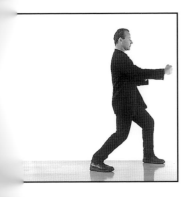

14 *Schritt vorwärts, blockieren, parieren und Fauststoß*

1) Setze dich zurück, der rechte Arm längt sich, der Unterarm ist waagrecht.

2) Lasse zum rechten Fuß hin los, der Körper beginnt, nach links zu drehen, der linke Fuß dreht um 45 Grad nach außen, der rechte Ellbogen beginnt zu sinken.

3) Sinke vollständig in den linken Fuß, die rechte Hand sinkt zum Bein, der Körper ist im Zentrum stabil.

4) Hebe beide Arme und das rechte Knie hoch, beginne, nach rechts zu drehen.

5) Lasse zum linken Fuß hin los, drehe nach rechts, setze einen Schritt in die rechte Ecke und lasse weiterhin nach vorne in den rechten Fuß hinein los, die rechte Hand sinkt zum Oberschenkel, das linke Handgelenk ist vor dem Brustbein, der Kopf ist nach vorne ausgerichtet, dann ein Schritt mit dem linken Fuß nach vorne.

6) Sinke zum Zentrum, der Körper zeigt 90 Grad nach links, der linke Daumen ist vor der rechten Schulter, die rechte Faust steht mit der Handfläche nach oben am Hüftgelenk, der Körper ist im Zentrum stabil.

7) Sende eine Welle aus, die rechte Faust dreht und stößt nach vorne, der Daumen ist nach oben gerichtet auf Höhe des Brustbeins, die linken Fingerspitzen berühren den rechten Unterarm.

8) Verankere dich und drehe leicht zum vorderen Fuß.

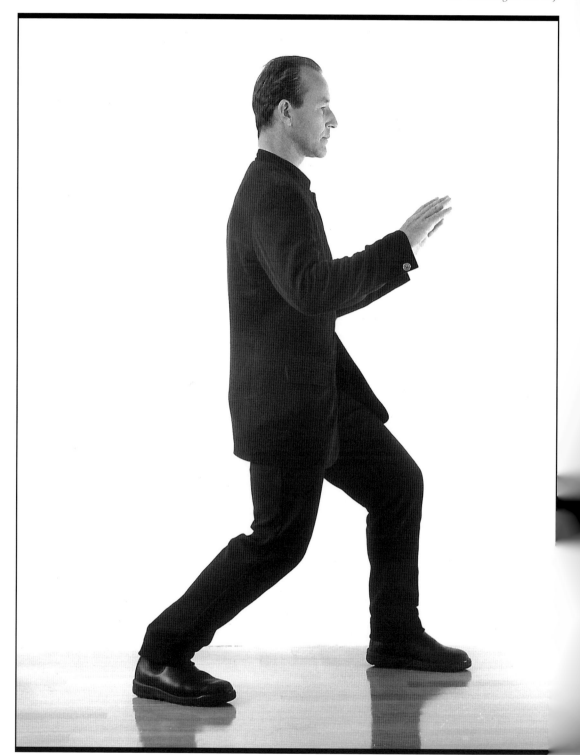

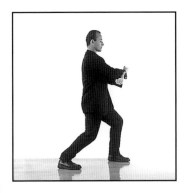

15 *Scheinbares Schließen*

(auch bekannt unter der Bezeichnung Zurückziehen und Stoßen - Anm. d. Übers.)

1) Setze dich zurück, die rechte Hand kreist etwas nach links und gleitet über das linke Handgelenk zurück.

2) Lasse zum rechten Fuß hin los, die Arme öffnen sich etwas nach außen und oben, als ob sie über einen eisernen Ball ziehen.

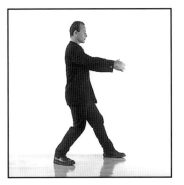

3) Sinke zum Zentrum, die Arme sinken hinter den eisernen Ball, die Fingerspitzen stehen auf Schulterhöhe, die Ellbogen haben eine faustbreit Abstand zum Rumpf, der Körper ist im Zentrum stabil.

4) Sende eine Welle aus, die Handflächen steigen auf Schulterhöhe, die Ellbogen sind eine Handspanne vom Rumpf entfernt.

5) Verankere dich leicht im vorderen Fuß.

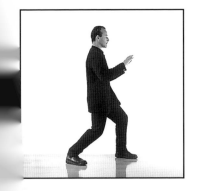

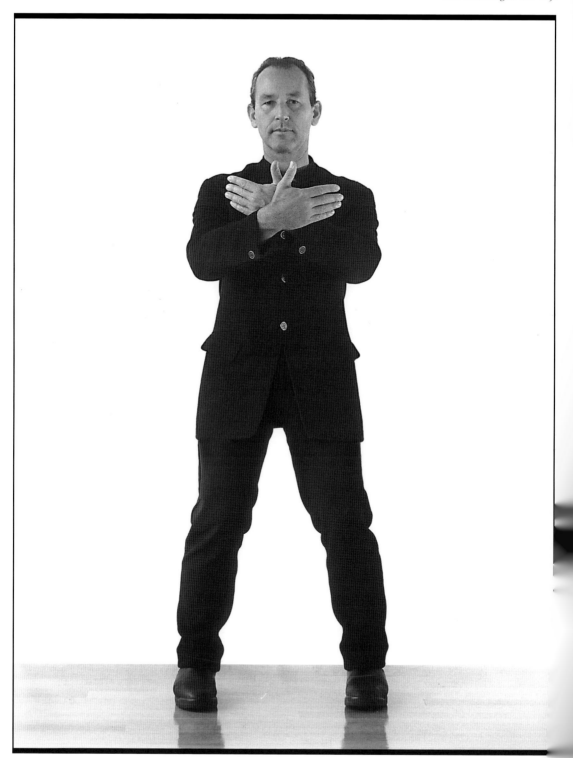

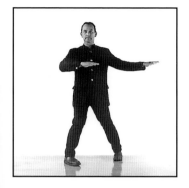

16 *Kreuze die Hände*

1) Setze dich zurück, drehe nach rechts, der linke Fuß dreht 90 Grad einwärts, die rechte Hand zieht vor der Brust vorbei.

2) Lasse zum linken Fuß hin los, der rechte Fuß dreht auf den Zehen nach vorne, die Arme sind auf Brusthöhe seitlich ausgebreitet.

3) Sinke zum Zentrum, der Körper schaut nach vorne, die Füße stehen im schulterbreiten Stand, die Arme kreisen nach unten, bis sich die Handgelenke vor dem Unterbauch kreuzen, der Körper ist im Zentrum stabil.

4) Der Körper steigt etwas, die Handgelenke steigen hoch bis zur Kehle.

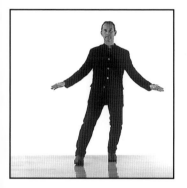

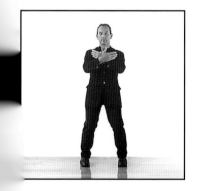

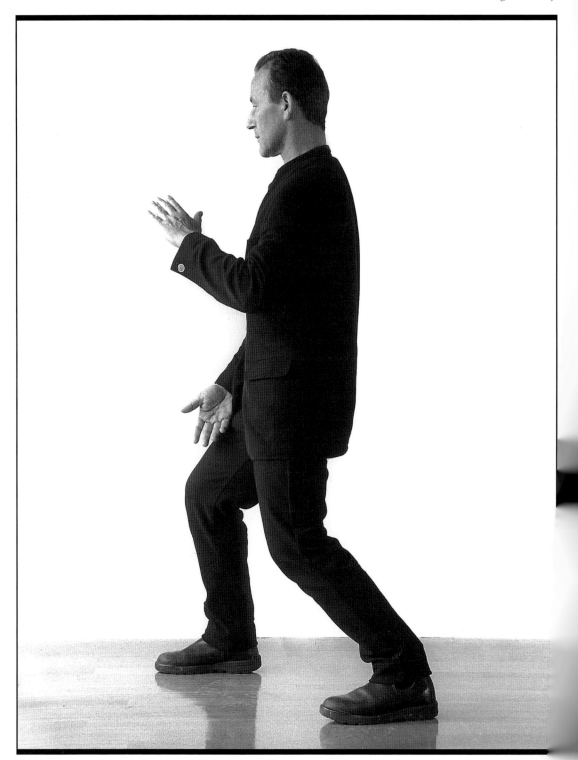

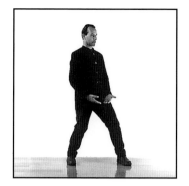

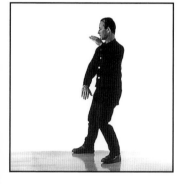

17 *Trage den Tiger zum Berg*

1) Lasse los und sinke in den rechten Fuß, drehe 45 Grad nach links, der linke Fuß dreht aus, die Hände sinken zu den Oberschenkeln.

2) Drehe den Körper nach rechts, der linke Fuß dreht einwärts, die linke Hand kreist nach oben auf Höhe der linken Schulter, die rechte Handfläche dreht nach unten rechts, der Körper ist in die rechte vordere Ecke ausgerichtet.

3) Lasse zum linken Fuß hin los, der Körper dreht weiter nach rechts, der rechte Fuß setzt einen Schritt zur rechten hinteren Ecke, die linke Hand kreist nach oben, eine faustbreit neben das Ohr.

4) Sinke zum Zentrum, die linke Hand sinkt nach vorne, die Finger sind auf Schulterhöhe, der rechte Ellbogen entspannt sich und das rechte Handgelenk dreht sich bis die Rückseite des Handgelenks auf dem rechten Oberschenkel ruht, der Körper ist im Zentrum stabil.

5) Sende eine Welle aus, drehe weitere 15 Grad nach rechts, die Nase, das rechte Knie und die Zehen stehen in einer Linie, die linke Handfläche ist auf Schulterhöhe, die rechte Hand kreist nach oben und außen bis auf Höhe des Brustbeins, die Handflächen und Finger dehnen sich aus.

6) Verankere dich leicht im vorderen Fuß.

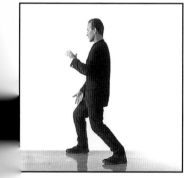

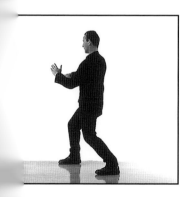

Des Vogels Schwanz fassen - Zurückziehen
– wiederhole Bewegung 5

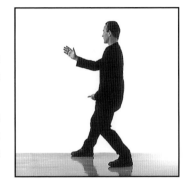

1) Drehe weg von der rechten Hand und verankere dich hinten im Zentrum, die linke Hand dreht mit der Handfläche nach oben und zieht sich zur linken Hüfte zurück.

2) Setze dich weiter zurück und drehe weiter nach links, die linke Hand kommt, mit der Handfläche nach oben, an der linken Hüfte an, der Kopf ist nach vorne ausgerichtet, der rechte Daumen steht auf Höhe der Nase.

Des Vogels Schwanz fassen - Drücken
– wiederhole Bewegung 6

1) Setze dich ganz und gar nach hinten, drehe 45 Grad nach links, die linke Hand kreist nach oben bis auf Schulterhöhe, der Kopf zeigt nach vorne, der rechte Unterarm klappt nach unten links.

2) Zum linken Fuß hin loslassen, der Körper fängt an, nach rechts zu drehen, die linke Hand kreist nach oben, bis sie eine faustbreit neben dem Ohr steht.

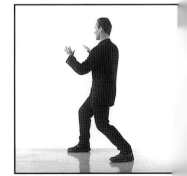

3) Sinke zum Zentrum, der Körper zeigt geradeaus, das linke Handgelenk berührt die Innenseite des rechten mit einer faustbreit Abstand vom unteren Ende des Brustbeins, der Körper ist im Zentrum stabil.

4) Sende eine Welle aus, die Handgelenke drehen nach oben bis auf Höhe der Kehle.

5) Verankere dich leicht im vorderen Fuß.

Des Vogels Schwanz fassen - Stoßen
– wiederhole Bewegung 7

1) Setze dich zurück, weg von den Händen, das linke Handgelenk gleitet über das rechte.

2) Zum linken Fuß hin loslassen, die Arme öffnen sich nach außen und oben, als ob sie über einen eisernen Ball ziehen.

3) Sinke zum Zentrum, die Arme sinken, als ob sie hinter dem eisernen Ball heruntergehen, die Fingerspitzen sind auf Schulterhöhe, die Ellbogen haben eine faustbreit Abstand, der Körper ist im Zentrum stabil.

4) Sende eine Welle aus, die Handflächen bewegen sich bis auf Schulterhöhe, die Ellbogen haben eine Handspanne Abstand zum Rumpf.

5) Verankere dich leicht im vorderen Fuß.

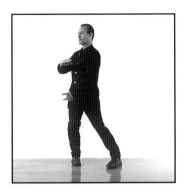

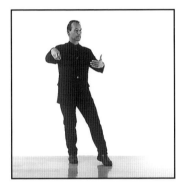

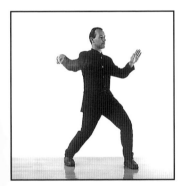

Diagonale Einzelne Peitsche
– wiederhole Bewegung 8

1) Setze dich zurück, weg von den Händen, die Ellbogen heben sich ein wenig, die Unterarme sinken, bis sie auf Brustbeinhöhe waagrecht sind.

2) Lasse los und drehe den Körper zum linken Fuß, die Arme sinken und folgen dem Körper, der Körper ist im Zentrum stabil.

3) Setze dich zurück zum rechten Fuß, die Arme längen sich und steigen etwas nach oben.

4) Lasse los und drehe den Körper zum rechten Fuß, die rechte Hand steht, Handfläche nach unten, vor dem Brustbein, die linke Hand kreist nach unten, bis die Handfläche der rechten Handfläche gegenübersteht, der Körper ist im Zentrum stabil.

5) Hebe die linke Hand bis auf Brustbeinhöhe und drehe den Körper 90 Grad nach links, der linke Fuß dreht auf den Zehen, das rechte Handgelenk entspannt.

6) Lasse zum rechten Fuß hin los, drehe den Körper weiter nach links, mache einen Schritt mit dem linken Fuß, die linke Handfläche ist zur Kehle gewandt.

7) Sinke zum Zentrum, die linke Hand, die Handfläche nach vorne gewandt, ist vor der linken Schulter, das rechte Handgelenk ist auf Schulterhöhe nach unten gebeugt, der rechte Ellbogen steht 4 Finger unter Schulterhöhe, die Fingerspitzen der rechten Hand sind mit der Daumenspitze verbunden, der Körper ist im Zentrum stabil.

8) Sende eine Welle aus, die Arme dehnen sich wenige Zoll aus.

9) Verankere dich leicht im vorderen Fuß.

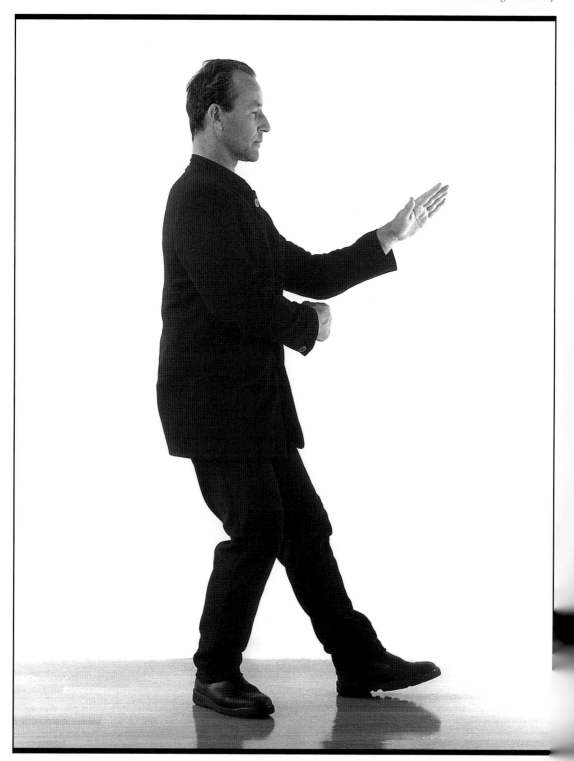

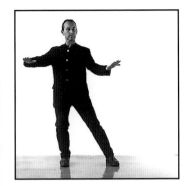

18 *Der unsterbliche Daoist wedelt mit seinen Ärmeln*

1) Setze dich zurück, der Körper dreht nach rechts, die Arme längen sich, die Unterarme sind waagrecht, die linke Handfläche zeigt nach oben, die rechte Handfläche nach unten.

2) Lasse zum rechten Fuß hin los, der Körper dreht nach links, der linke Fuß bewegt sich nach links, die linke Handfläche ist senkrecht, lasse weiter zum linken Fuß hin los, während der rechte Fuß einen Schritt nach vorne macht.

3) Sinke vollständig in den rechten Fuß, der Körper dreht nach links, der linke Fuß dreht auf den Zehen, die Handflächen drehen nach unten rechts, die linke Hand steht auf Bauchhöhe, die rechte auf Brustbeinhöhe, der Körper ist im Zentrum stabil.

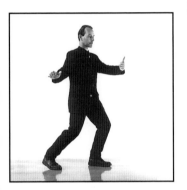

18 *Fortsetzung –* **Die Faust ist unter dem Ellbogen**

1) Drehe den Körper nach rechts, die linke Hand kreist nach unten zur Hüfte, beide Handflächen drehen nach oben, der linke Fuß dreht auf den Zehen.

2) Lasse zum rechten Fuß hin los, die linke Hand gleitet nach oben, über die nach oben gedrehte rechte Handfläche.

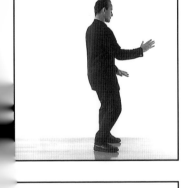

3) Sinke vollständig in den rechten Fuß, der Körper dreht nach links, der linke Fuß bewegt sich zum vorderen Zentrum und setzt mit der Ferse auf, die linke Hand ist vorne auf Schulterhöhe, die rechte Faust ist unter dem linken Ellbogen.

4) Sende eine Welle aus, die Arme dehnen sich etwas aus.

5) Verankere dich leicht im rechten Fuß.

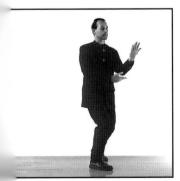

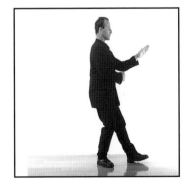

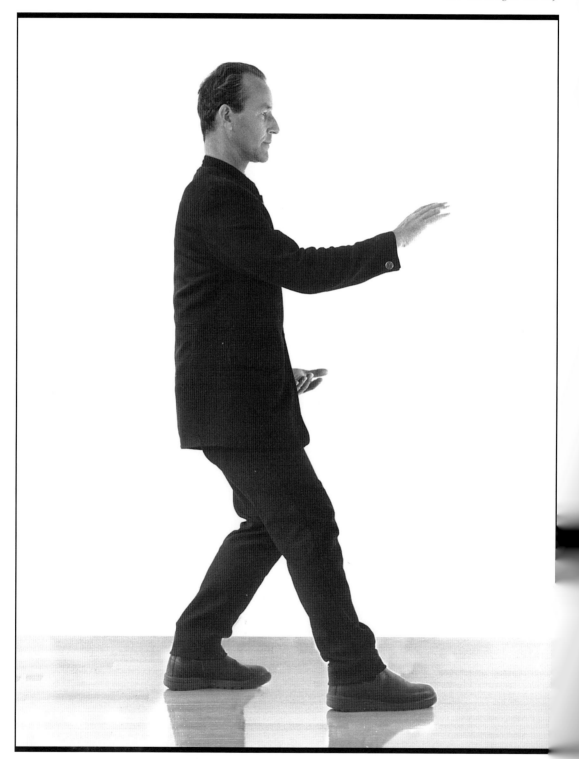

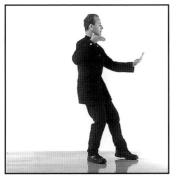

19 Schritt zurück und den Affen abwehren
– das erste Mal nach rechts

1) Drehe den Körper nach rechts, die rechte Hand kreist nach oben bis zur Höhe der rechten Schulter, die linke Handfläche dreht zur rechten, der Kopf dreht nicht.

2) Lasse zum rechten Fuß hin los, der Körper dreht nach links, der linke Fuß setzt einen Schritt zurück, die rechte Hand kreist nach oben, eine faustbreit neben das Ohr.

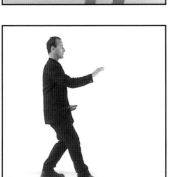

3) Sinke vollständig in den linken Fuß, die linke Hand sinkt zur Hüfte, die rechten Fingerspitzen sinken zum Zentrum auf Höhe der Kehle, die Füße sind nach vorne ausgerichtet, eine halbe Schulterbreite voneinander entfernt, die Hüften und Schultern zeigen gerade nach vorne, der Körper ist im Zentrum stabil.

4) Sende eine Welle aus, die rechten Finger dehnen sich aus.

5) Verankere dich leicht im linken Fuß.

20 Schritt zurück und den Affen abwehren
- das erste Mal nach links

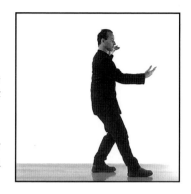

1) Drehe den Körper nach links, die linke Hand kreist nach oben, bis zur Höhe der linken Schulter, die rechte Handfläche dreht zur linken, der Kopf dreht nicht.

2) Lasse zum linken Fuß hin los, der Körper dreht nach rechts, der rechte Fuß setzt einen Schritt zurück, die linke Hand kreist nach oben, eine faustbreit neben das Ohr.

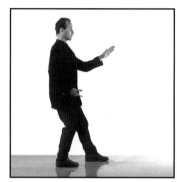

3) Sinke vollständig in den rechten Fuß, die rechte Hand sinkt zur Hüfte, die linken Fingerspitzen sinken zum Zentrum auf Höhe der Kehle, die Füße zeigen nach vorne, eine halbe Schulterbreite voneinander entfernt, die Hüften und Schultern zeigen gerade nach vorne, der Körper ist im Zentrum stabil.

4) Sende eine Welle aus, die linken Finger dehnen sich aus.

5) Verankere dich leicht im rechten Fuß.

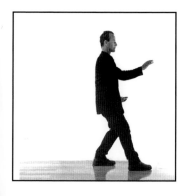

Schritt zurück und den Affen abwehren
– das zweite Mal nach rechts
  – wiederhole Bewegung 19

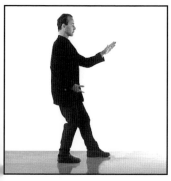

Schritt zurück und den Affen abwehren
– das zweite Mal nach links
  – wiederhole Bewegung 20

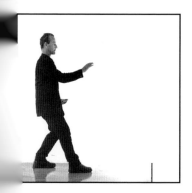

Schritt zurück und den Affen abwehren
– das dritte Mal nach rechts
  – wiederhole Bewegung 19

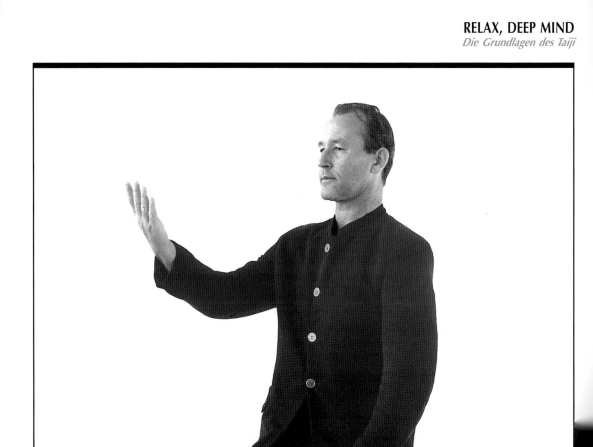

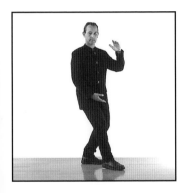

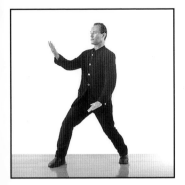

21 *Schräges Fliegen*

(auch bekannt unter der Bezeichnung Diagonales Fliegen - Anm. d. Übers.)

1) Drehe den Körper nach links, die linke Hand kreist nach oben bis zur Höhe der linken Schulter, die rechte Handfläche dreht zur linken, der Kopf dreht nicht.

2) Lasse zum linken Fuß hin los, der Körper dreht nach rechts, der rechte Fuß dreht auf den Zehen, die linke Hand kreist nach oben, eine faustbreit neben das Ohr, die rechte Hand sinkt mit der Handfläche nach oben zum Oberschenkel, der rechte Fuß macht einen Schritt in die rechte vordere Ecke.

3) Sinke zum Zentrum, der Körper dreht zur rechten vorderen Ecke, die linke Hand kreist nach vorne und unten, das rechte Handgelenk kreist nach oben, bis zur Höhe des Brustbeins, der Körper ist im Zentrum stabil.

4) Sende eine Welle aus, drehe 15 Grad weiter nach rechts, die Nase befindet sich in einer Linie mit dem Knie und den Zehen, das rechte Handgelenk dehnt sich weiter aus nach rechts oben.

5) Verankere dich leicht im vorderen Fuß.

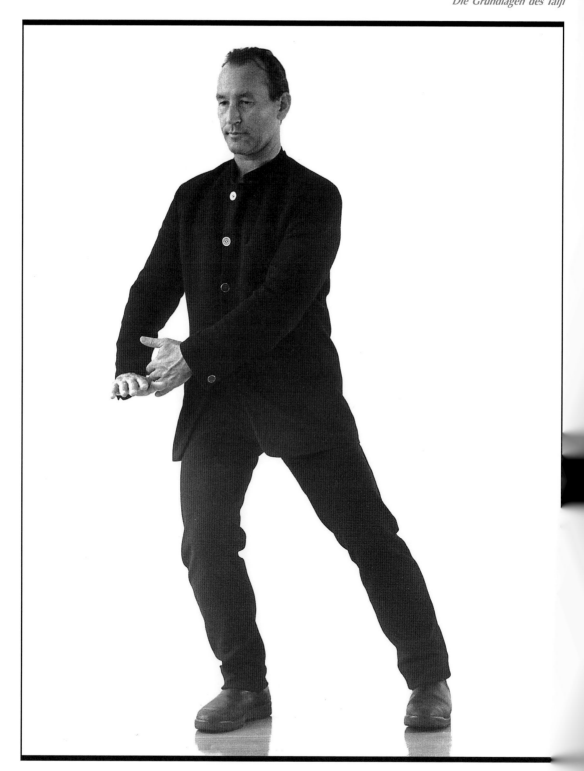

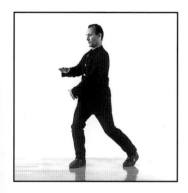

21 *Die Hände ziehen wie Wolken – das erste Mal nach rechts*

1) Der Körper beginnt, nach rechts zu drehen, die rechte Hand dreht mit der linken Handfläche nach unten und zieht an der Brust vorbei, die linke Hand dreht mit der Handfläche nach oben, der linke Fuß dreht auf den Zehen.

2) Lasse zum rechten Fuß hin los, der Körper dreht weiter nach rechts, die rechte Handfläche drückt nach unten zur linken Handfläche.

3) Sinke und stabilisiere den Körper im rechten Fuß, während der Körper beginnt, nach links zu drehen, die linke Hand kreist an der Innenseite der rechten vorbei nach oben, der linke Fuß setzt einen Schritt zur linken Seite.

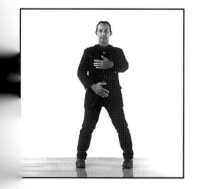

4) Verankere dich im Zentrum, der Körper zeigt nach vorne, die Füße stehen parallel, eine Schulterbreite voneinander entfernt, die linke Handfläche steht vor dem Brustbein, die rechte Handfläche vor dem Unterbauch.

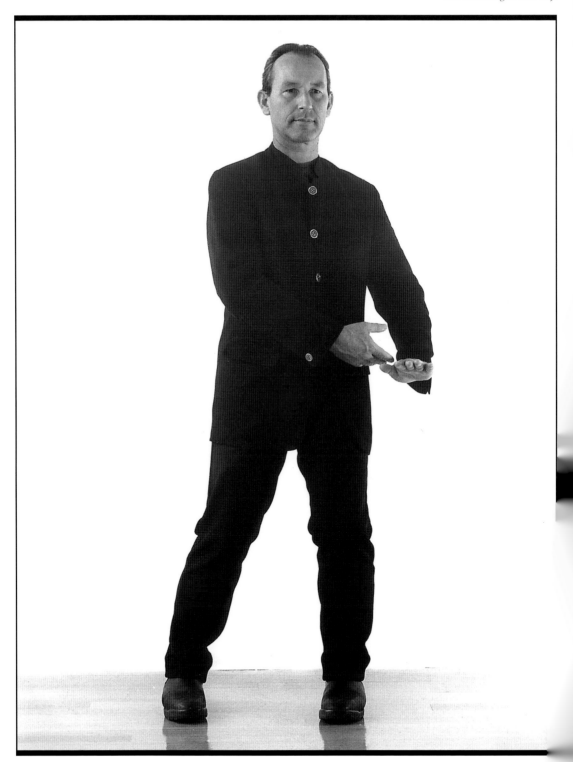

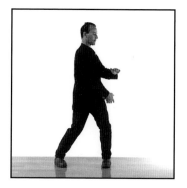

23 *Die Hände ziehen wie Wolken*
– das erste Mal nach links

1) Drehe den Körper nach links, die linke Hand dreht mit der Handfläche nach unten, die rechte Hand dreht mit der Handfläche nach oben.

2) Lasse zum linken Fuß hin los, die linke Handfläche drückt nach unten zur rechten Handfläche.

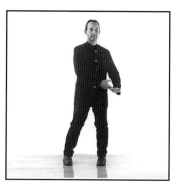

3) Sinke und stabilisiere den Körper im linken Fuß, während der Körper nach rechts zu drehen beginnt, die rechte Hand kreist an der Innenseite der linken vorbei nach oben, der rechte Fuß setzt einen Schritt zur linken Seite.

4) Verankere dich im Zentrum, der Körper zeigt nach vorne, die Füße sind parallel, eine halbe Schulterbreite voneinander entfernt, die rechte Handfläche zeigt zum Brustbein, die linke Handfläche zeigt zum Unterbauch.

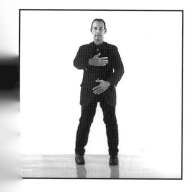

Die Hände ziehen wie Wolken
– das zweite Mal nach rechts
   – *wiederhole Bewegung* 22

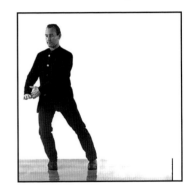

Die Hände ziehen wie Wolken
– das zweite Mal nach links
   – *wiederhole Bewegung* 23

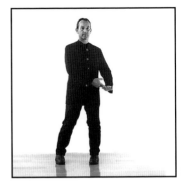

Die Hände ziehen wie Wolken
– das dritte Mal nach rechts
   – *wiederhole Bewegung* 22

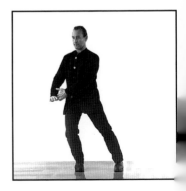

Die Hände ziehen wie Wolken
– das dritte Mal nach links
   – *wiederhole Bewegung* 23

Die Hände ziehen wie Wolken
– das vierte Mal nach rechts
   – *wiederhole Bewegung* 22

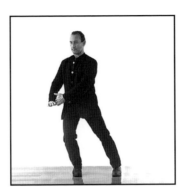

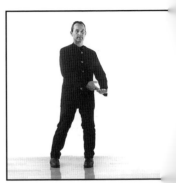

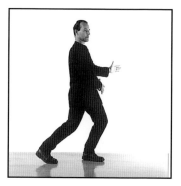

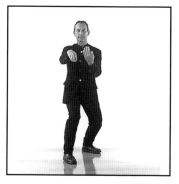

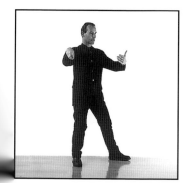

Einzelne Peitsche
– wiederhole Bewegung 8

1) Der Körper dreht nach links, der linke Fuß dreht auf der Ferse 45 Grad nach links.

2) Lasse zum linken Fuß hin los, die Arme kreisen nach hinten und unten links, der rechte Fuß dreht auf der Ferse 45 Grad nach links. Der Körper beginnt, nach rechts zu drehen, die Arme kreisen über unten nach vorne, der rechte Fuß dreht auf den Zehen, dann setzt er einen Schritt nach vorne.

3) Sinke zum Zentrum, die Arme schwingen nach vorne oben, das rechte Handgelenk und die linke Handfläche stehen auf Schulterhöhe, der Körper ist im Zentrum stabil.

4) Drehe den Körper nach links, der linke Fuß dreht auf den Zehen, die linke Handfläche zeigt zum Brustbein, der rechte Arm ist gebeugt.

5) Lasse zum rechten Fuß hin los, drehe den Körper weiter nach links, setze mit dem linken Fuß einen Schritt nach links, die linke Handfläche zeigt zur Kehle.

6) Sinke zum Zentrum, die linke Handfläche zeigt nach vorne und steht vor der linken Schulter, das rechte Handgelenk ist auf Schulterhöhe nach unten gebeugt, der rechte Ellbogen ist vier fingerbreit unter Schulterhöhe, die Fingerspitzen der rechten Hand und der Daumen sind miteinander verbunden, der Körper ist im Zentrum stabil.

7) Sende eine Welle aus, die Arme dehnen sich wenige Zoll aus.

8) Verankere dich leicht im vorderen Fuß.

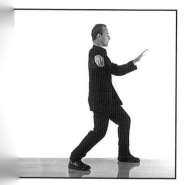

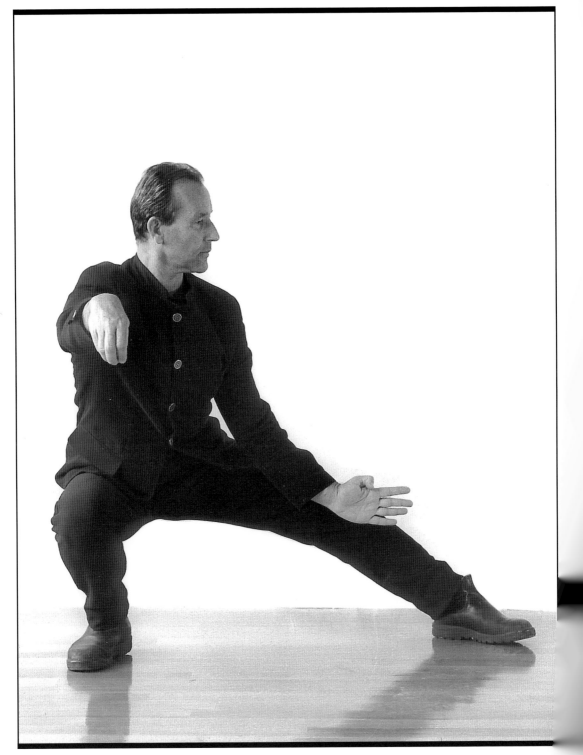

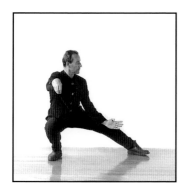

24 *Die Schlange kriecht nach unten*
(auch bekannt unter der Bezeichnung Gehockte Peitsche - Anm. d. Übers.)

1) Drehe den rechten Fuß zurück, zuerst auf der Ferse, dann auf den Zehen. Setze dich zurück, der Körper dreht nach rechts, der linke Arm längt sich.

2) Lasse zum rechten Fuß hin los, die linke Hand sinkt hinter das Knie.

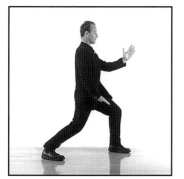

3) Sinke zum Zentrum, der rechte Arm sinkt zum Bein, die linke Hand kreist hinter dem Knie nach oben vor das Brustbein, der rechte Fuß dreht einwärts, der Körper ist im Zentrum stabil.

4) Sende eine Welle aus, der linke Arm dehnt sich ein wenig aus.

5) Verankere dich leicht im vorderen Fuß.

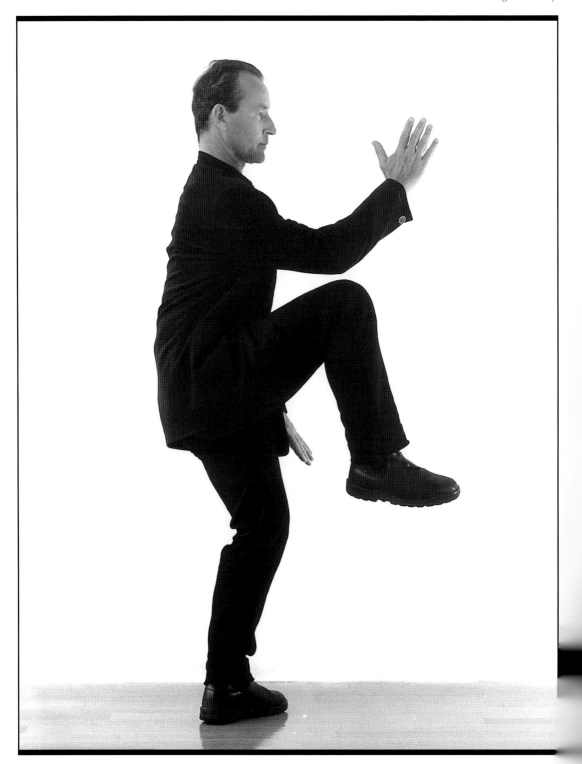

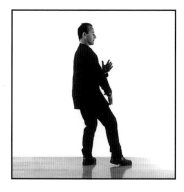

25 *Der Goldene Hahn steht auf dem linken Bein*

1) Setze dich zurück, der linke Arm längt sich.

2) Lasse zum rechten Fuß hin los, der Körper beginnt, nach links zu drehen, der linke Fuß dreht um 45 Grad nach außen, lasse nach vorne in den linken Fuß hinein los, ziehe den rechten Fuß herein, die linke Handfläche zeigt zur rechten Schulter, die rechte Handfläche zeigt zum Unterbauch.

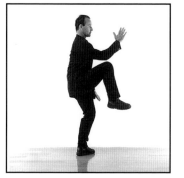

3) Drehe den Körper nach rechts und sinke vollständig in den linken Fuß, die linke Hand sinkt, der Kopf, die Hüfte und die Schultern sind gerade nach vorne ausgerichtet, der rechte Fuß ist auf den Zehen und steht vor der linken Ferse, der Körper ist im Zentrum stabil.

4) Sende eine Welle aus, die rechten Fingerspitzen steigen ins Zentrum, bis der Daumen die Höhe der Nase erreicht, das rechte Knie steigt, bis es den rechten Ellbogen berührt.

5) Verankere dich leicht im linken Fuß.

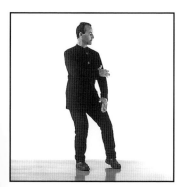

26 *Der Goldene Hahn steht auf dem rechten Bein*

1) Der rechte Fuß setzt einen Schritt nach hinten rechts, der Körper zieht zurück und beginnt, nach rechts zu drehen.

2) Lasse zum rechten Fuß hin los, der Körper dreht auf 30 Grad nach rechts, der linke Fuß dreht auf der Ferse, die rechte Handfläche zeigt zur linken Schulter, die linke Handfläche zeigt zum Unterbauch.

3) Drehe den Körper nach links und sinke gänzlich in den rechten Fuß, der linke Fuß dreht auf den Zehen, die rechte Hand sinkt, der Kopf, die Hüften und die Schultern sind gerade nach vorne ausgerichtet, der linke Fuß ist auf den Zehen und steht vor der rechten Ferse, der Körper ist im Zentrum stabil.

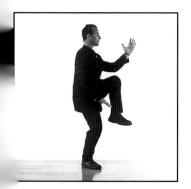

4) Sende eine Welle aus, die linken Fingerspitzen steigen ins Zentrum, bis der Daumen die Höhe der Nase erreicht, das linke Knie steigt, bis es den linken Ellbogen berührt.

5) Verankere dich leicht im rechten Fuß.

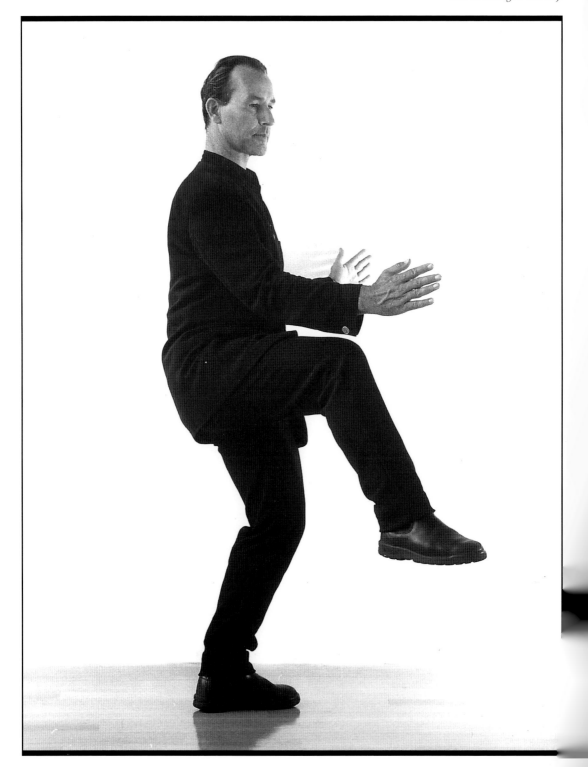

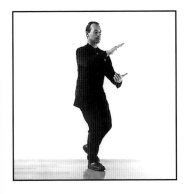

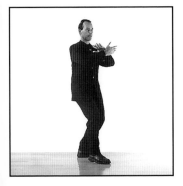

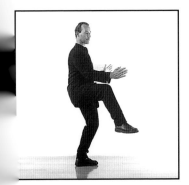

27 *Den rechten Fuß heben*
(Separation of Right Leg)

1) Der Körper dreht 45 Grad nach rechts, der linke Fuß setzt einen Schritt zurück, nach hinten links, die rechte Hand steigt vor dem Körper, setze dich zurück und drehe nach links, die linke Hand kreist über unten hoch, bis auf Höhe der Schulter, der rechte Fuß dreht auf der Ferse.

2) Lasse zum linken Fuß hin los, der Körper dreht nach rechts, der rechte Fuß dreht auf den Zehen, die linke Hand kreist eine faustbreit neben das Ohr.

3) Sinke gänzlich in den linken Fuß, die linke Hand sinkt, so daß sich die Handgelenke vor der Kehle kreuzen, der rechte Fuß, nur mit den Zehen aufgesetzt, steht vor der linken Ferse, der Körper ist im Zentrum stabil.

4) Der Körper dreht nach links, das linke Handgelenk dreht, so daß beide Handflächen zur Kehle zeigen, der rechte Fuß dreht auf den Zehen.

5) Lasse zum linken Fuß hin los, drehe den Körper nach rechts, lasse die Ellbogen sinken, die linke Hand bleibt in der linken hinteren Ecke, die rechte Hand folgt dem Körper zur linken vorderen Ecke.

6) Sinke vollständig in den linken Fuß, das rechte Knie steigt zur oben angegebenen Ecke, das Knie hat eine Faust Abstand vom Ellbogen, der Körper ist im Zentrum stabil.

7) Sende eine Welle aus vom linken Fuß zu den rechten Zehen und Fingerspitzen, mit den rechten Zehen nach vorne kicken, die Hände drehen und sinken, bis die Unterarme waagrecht sind.

8) Verankere dich im linken Fuß, die rechten Zehen zurückziehen, der Fuß sinkt zum Boden, die Arme sinken zu den Beinen.

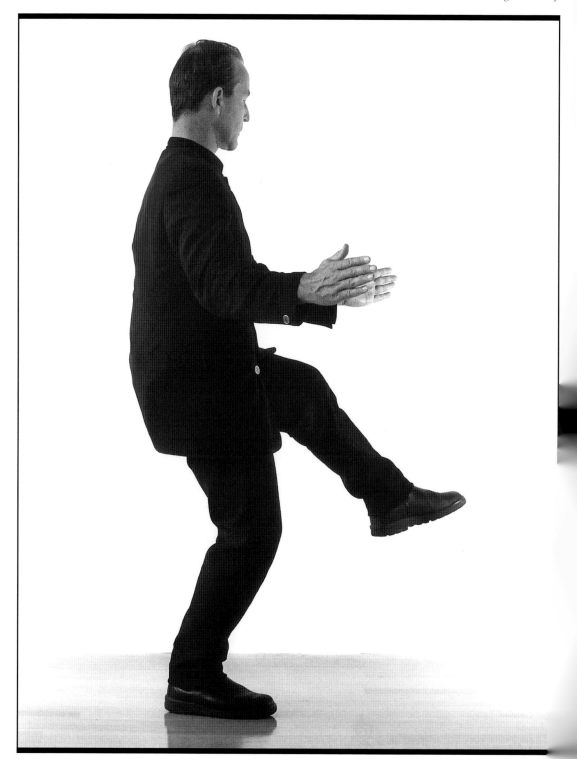

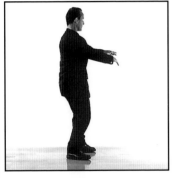

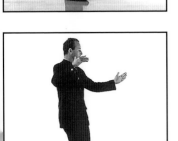

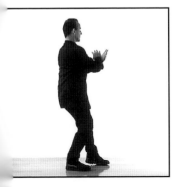

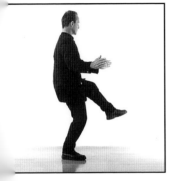

28 *Den linken Fuß heben*
(Separation of Left Leg)

1) Lasse zum rechten Fuß hin los, der Körper dreht 90 Grad nach links, der rechte Fuß dreht auf der Ferse nach innen, der linke Fuß dreht auf den Zehen, die Arme steigen auf Schulterhöhe.

2) Der Körper dreht nach rechts, die rechte Hand kreist über unten nach oben bis auf Schulterhöhe, der linke Fuß dreht auf der Ferse.

3) Lasse zum rechten Fuß hin los, der Körper dreht nach links, der linke Fuß dreht auf den Zehen, die rechte Hand kreist eine faustbreit neben das Ohr.

4) Sinke ganz in den rechten Fuß, die rechte Hand sinkt zum Zentrum, die Handgelenke kreuzen vor der Kehle, der linke Fuß setzt mit den Zehen vor der rechten Ferse auf, der Körper ist im Zentrum stabil.

5) Der Körper dreht nach rechts, das rechte Handgelenk dreht, so daß beide Handflächen zur Kehle zeigen, der linke Fuß dreht auf den Zehen.

6) Lasse zum rechten Fuß hin los, drehe den Körper nach links, die Ellbogen sinken, die rechte Hand bleibt zur vorderen linken Ecke ausgerichtet, die linke Hand folgt dem Körper zur linken hinteren Ecke.

7) Sinke vollständig in den rechten Fuß, das linke Knie steigt zur oben erwähnten Ecke, das Knie ist eine faustbreit vom Ellbogen entfernt, der Körper ist im Zentrum stabil.

8) Sende eine Welle aus vom rechten Fuß zu den linken Zehen und Fingerspitzen, die linken Zehen kicken nach vorne, die Hände drehen und sinken, bis die Unterarme waagrecht sind.

9) Verankere dich im rechten Fuß, die linken Zehen zurückziehen, der Fuß sinkt zu Boden, die Arme kreisen nach unten und ein wenig nach links.

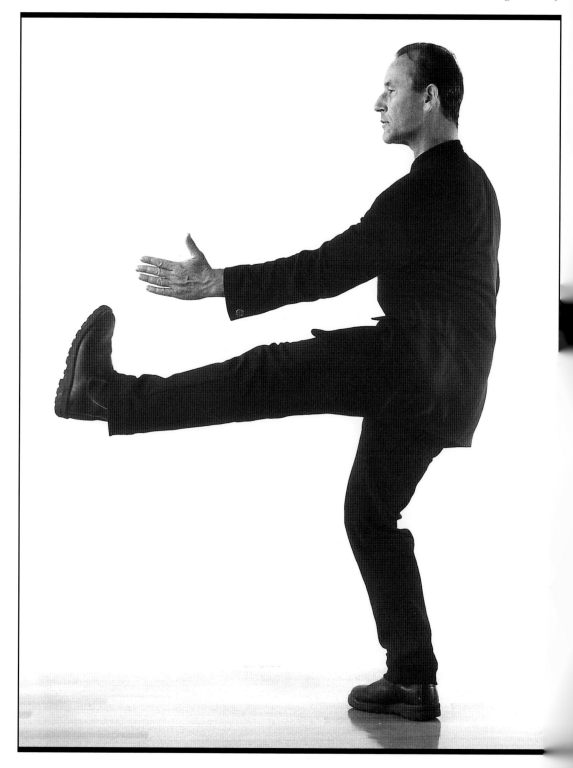

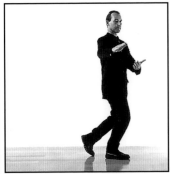

29 *Drehung und Stoß mit der Sohle*

1) Der Körper dreht nach rechts, die Arme kreisen über unten nach oben bis auf Höhe der rechten Schulter, der linke Fuß dreht auf den Zehen.

2) Lasse zum rechten Fuß hin los, der Körper dreht nach links, der linke Fuß setzt auf den Zehen einen Schritt nach hinten, der rechte Fuß dreht auf der Ferse, die rechte Hand kreist hinter die linke.

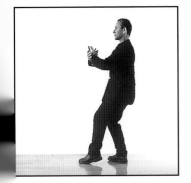

3) Sinke ganz in den rechten Fuß, die Handgelenke kreuzen sich vor der Kehle, die Zehen vom linken Fuß stehen vor der rechten Ferse, der Körper ist im Zentrum stabil.

4) Der Körper dreht 90 Grad nach rechts, die Handflächen drehen nach außen, der linke Fuß dreht auf den Zehen.

5) Lasse zum rechten Fuß hin los, drehe den Körper nach links, die Ellbogen sinken, die rechte Hand bewegt sich nicht, die linke Hand folgt dem Körper.

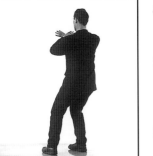

6) Sinke ganz in den rechten Fuß, das linke Knie steigt zum Ellbogen, der Körper ist im Zentrum stabil.

7) Sende eine Welle aus vom rechten Fuß zur linken Fußsohle, den linken Fuß nach vorne ausstrecken, die Unterarme sinken, bis sie waagrecht sind.

8) Verankere dich im rechten Fuß, der linke Fuß zieht sich zurück und sinkt zu Boden, die rechte Hand kreist ein wenig nach links und unten.

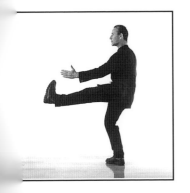

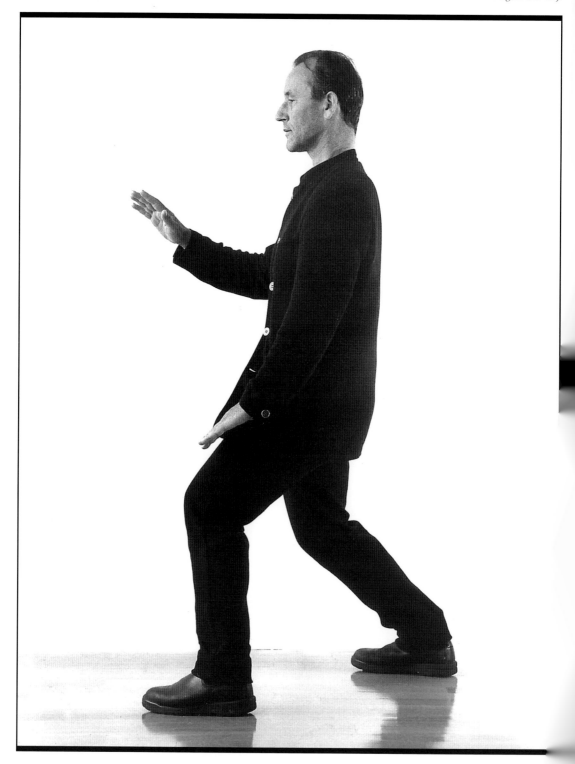

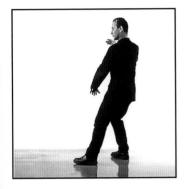

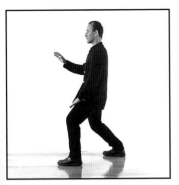

Knie streifen und Drehschritt - links
– wiederhole Bewegung 12

1) Der Körper dreht 45 Grad nach rechts, die rechte Hand kreist über unten und oben zur Höhe der rechten Schulter, die linke Hand kreist nach unten rechts, der linke Fuß dreht auf den Zehen.

2) Lasse zum rechten Fuß hin los, der Körper beginnt, nach links zu drehen, die rechte Hand kreist nach oben, eine faustbreit neben das Ohr, der linke Fuß setzt einen Schritt nach vorne links.

3) Sinke zum Zentrum, der linke Daumen streift den linken Oberschenkel, die rechte Hand sinkt nach vorne, die Finger sind auf Schulterhöhe, der Körper ist im Zentrum stabil.

4) Sende eine Welle aus, die Handflächen dehnen sich ein wenig aus.

5) Verankere dich leicht im Vorderfuß.

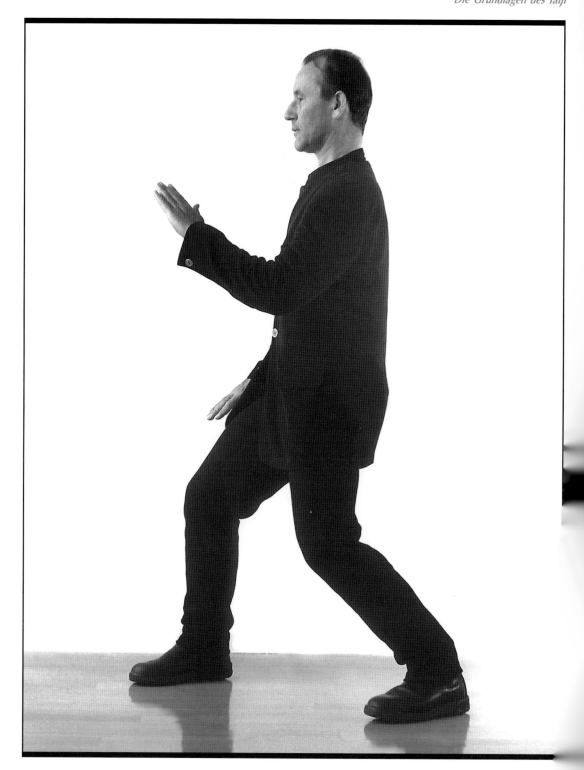

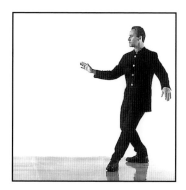

30 *Knie streifen und Drehschritt - rechts*

1) Setze dich zurück, der rechte Arm längt sich, der Unterarm ist waagrecht.

2) Der Körper dreht 45 Grad nach links, der linke Fuß dreht 45 Grad aus, der rechte Ellbogen beginnt zu sinken, die linke Hand kreist über unten nach oben, bis auf Höhe der linken Schulter.

3) Lasse los und verlagere das Gewicht ganz in den linken Fuß, die rechte Hand kreist nach unten links, die linke Hand kreist nach oben, eine faustbreit neben das Ohr, der Körper beginnt, nach rechts zu drehen, der rechte Fuß setzt einen Schritt nach vorne rechts.

4) Sinke zum Zentrum, der rechte Daumen streift den rechten Oberschenkel, die linke Hand sinkt nach vorne, die Finger sind auf Schulterhöhe, der Körper ist im Zentrum stabil.

5) Sende eine Welle aus, die Handflächen dehnen sich leicht aus.

6) Verankere dich leicht im vorderen Fuß.

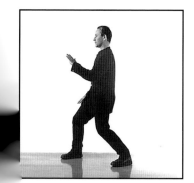

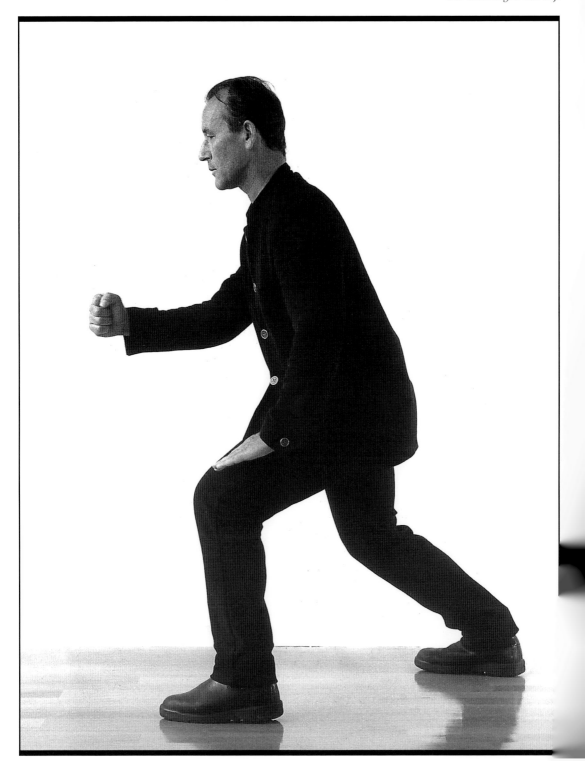

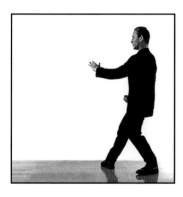

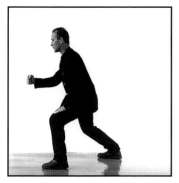

31 *Schritt, beugen und Fauststoß*

1) Setze dich zurück, der linke Arm längt sich, der Unterarm ist waagrecht.

2) Der Körper dreht 45 Grad nach rechts, der rechte Fuß dreht 45 Grad aus, der linke Ellbogen beginnt zu sinken, die rechte Hand zieht nach innen zum rechten Hüftgelenk.

3) Lasse los und verlagere das Gewicht ganz in den rechten Fuß, die linke Hand kreist nach unten rechts, die rechte Hand formt am Hüftgelenk eine Faust, der Körper beginnt, nach links zu drehen, der linke Fuß setzt einen Schritt nach vorne links.

4) Sinke zum Zentrum, der Körper beugt sich 45 Grad nach vorne, der linke Daumen streift den linken Oberschenkel, der Körper ist im Zentrum stabil.

5) Sende eine Welle aus, die rechte Faust stößt nach vorne, der Unterarm ist waagrecht.

6) Verankere dich leicht im vorderen Fuß.

Des Vogels Schwanz fassen - Abwehr
– wiederhole Bewegung 4

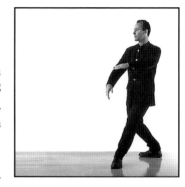

1) Richte den Körper auf und setze dich zurück, der rechte Arm sinkt, der Körper beginnt, nach links zu drehen, der linke Fuß dreht 90 Grad aus, der linke Unterarm steigt auf Brustbeinhöhe, der rechte Arm schwingt über unten nach oben zu den linken Fingerspitzen.

2) Lasse los und verlagere das Gewicht ganz in den linken Fuß, beginne, nach rechts zu drehen, der rechte Fuß setzt einen Schritt nach vorne.

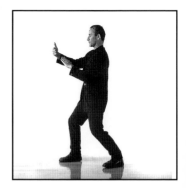

3) Sinke und drehe zum Zentrum, der linke Fuß dreht 45 Grad einwärts, der rechte Daumen steht vor der Nase, der rechte Ellbogen hat eine Handspanne Abstand zum Rumpf, die linken Fingerspitzen sind einen Zoll (2,54 cm) vom rechten Handgelenk entfernt, der linke Ellbogen hat eine Faust Abstand vom Körper, der Körper ist im Zentrum stabil.

4) Sende eine Welle aus, drehe 15 Grad nach rechts, die Nase, das Knie und die Zehen stehen in einer Linie übereinander.

5) Verankere dich leicht im vorderen Fuß.

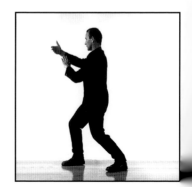

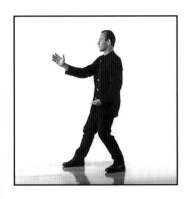

Des Vogels Schwanz fassen - Zurückziehen
– *wiederhole Bewegung* 5

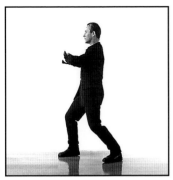

Des Vogels Schwanz fassen - Drücken
– *wiederhole Bewegung* 6

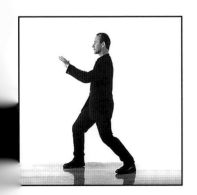

Des Vogels Schwanz fassen - Stoßen
– *wiederhole Bewegung* 7

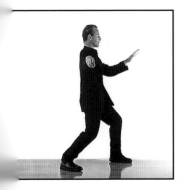

Einzelne Peitsche
– *wiederhole Bewegung* 8

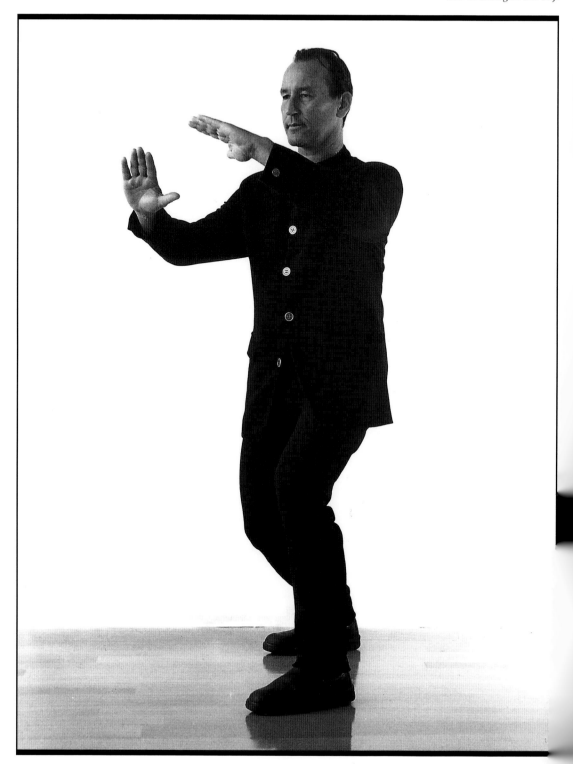

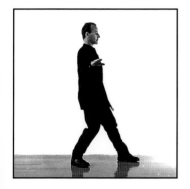

32 *Die Schöne Dame arbeitet an den Webstühlen – 1. Ecke*

1) Setze dich zurück, der linke Arm längt sich, dann beginnt er zu sinken, der Körper fängt an, nach rechts zu drehen.

2) Lasse los und drehe 90 Grad nach rechts, der linke Fuß dreht 90 Grad einwärts, der linke Arm kreist nach unten, der rechte Unterarm senkt sich.

3) Setze dich zurück und drehe weiter nach rechts, der rechte Fuß dreht auf den Zehen ein, der linke Arm schwingt nach unten rechts, der rechte Ellbogen zieht zum Körper, der rechte Fuß dreht auf der Ferse aus.

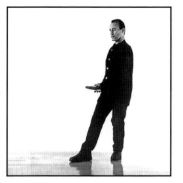

4) Lasse zum rechten Fuß hin los, die rechte Hand ruht, mit der Handfläche nach oben, auf dem Oberschenkel, die linke Hand befindet sich, mit der Handfläche nach oben, eine Handspanne entfernt von den rechten Fingerspitzen, der linke Fuß setzt einen Schritt nach vorne zur Ecke.

5) Sinke und drehe zum Zentrum, der rechte Fuß dreht 45 Grad nach innen, der linke Unterarm dreht sich und steigt, bis sich der Ellbogen fast auf Schulterhöhe befindet, die rechte Hand dreht sich und folgt der linken, bis die Fingerspitzen auf Höhe der Kehle sind, der Körper ist im Zentrum stabil.

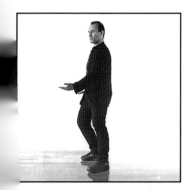

6) Sende eine Welle aus, die Hände drehen und dehnen sich etwas aus.

7) Verankere dich leicht im vorderen Fuß.

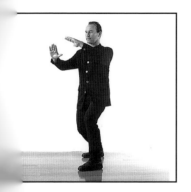

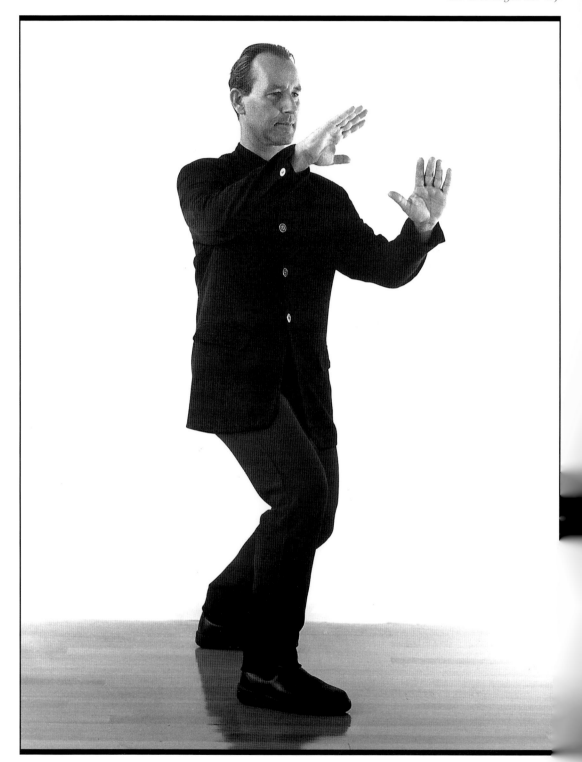

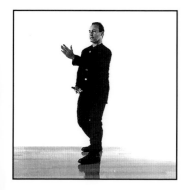

33 *Die Schöne Dame arbeitet an den Webstühlen – 2. Ecke*

1) Setze dich zurück, der linke Arm längt sich, die rechte Hand dreht und zieht sich zum Hüftgelenk zurück.

2) Lasse los und drehe 90 Grad nach rechts, der linke Fuß dreht 90 Grad einwärts, der linke Arm bewegt sich mit dem Körper, bis der linke Ellbogen über der rechten Handfläche steht.

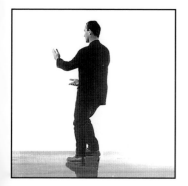

3) Setze dich zurück und drehe weiter nach rechts, der rechte Fuß dreht auf den Zehen, die linke Hand zieht, mit der Handfläche nach oben, zum Hüftgelenk zurück, die rechte Hand befindet sich, mit der Handfläche nach oben, eine Handspanne entfernt von den linken Fingerspitzen.

4) Lasse zum linken Fuß hin los, der Körper dreht weiter nach rechts, der rechte Fuß setzt einen Schritt nach hinten in die Ecke.

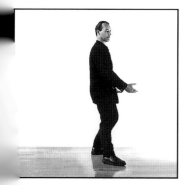

5) Sinke und drehe zum Zentrum, der linke Fuß dreht 45 Grad einwärts, der rechte Unterarm dreht und steigt, bis sich der Ellbogen fast auf Schulterhöhe befindet, die linke Hand dreht sich und folgt der rechten, bis die Fingerspitzen auf Höhe der Kehle sind, der Körper ist im Zentrum stabil.

6) Sende eine Welle aus, die Hände drehen und dehnen sich etwas aus.

7) Verankere dich leicht im vorderen Fuß.

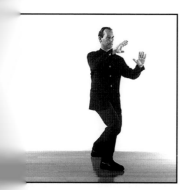

33 *Fortsetzung – **Die Schöne Dame arbeitet an den Webstühlen** – 3. Ecke*

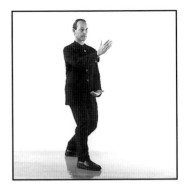

1) Setze dich zurück, der rechte Arm längt sich, die linke Hand dreht sich und zieht zum Hüftgelenk zurück.

2) Lasse zum rechten Fuß hin los, der rechte Arm zieht zum Körper, drehe 45 Grad nach links, der linke Fuß dreht auf den Zehen, die rechte Hand zieht, mit der Handfläche nach oben, zum Hüftgelenk zurück, die linke Hand ist, mit der Handfläche nach oben, eine Handspanne von den rechten Fingerspitzen entfernt, der linke Fuß setzt einen Schritt nach links in die Ecke.

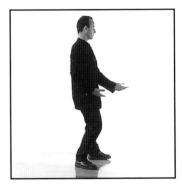

3) Sinke und drehe zum Zentrum, der rechte Fuß dreht 45 Grad einwärts, der linke Unterarm dreht und steigt, bis sich der Ellbogen fast auf Schulterhöhe befindet, die rechte Hand dreht sich und folgt der linken, bis die Fingerspitzen auf Höhe der Kehle sind, der Körper ist im Zentrum stabil.

4) Sende eine Welle aus, die Hände drehen und dehnen sich etwas aus.

5) Verankere dich leicht im vorderen Fuß.

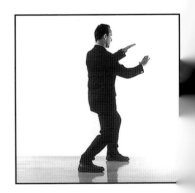

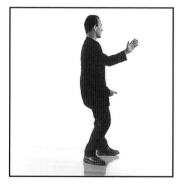

33 Fortsetzung – **Die Schöne Dame arbeitet an den Webstühlen – 4. Ecke**

1) Setze dich zurück, der linke Arm längt sich, die rechte Hand dreht sich und zieht zum Hüftgelenk zurück.

2) Lasse los und drehe 90 Grad nach rechts, der linke Fuß dreht 90 Grad nach innen, der linke Arm bewegt sich mit dem Körper, bis der linke Ellbogen über der rechten Handfläche steht.

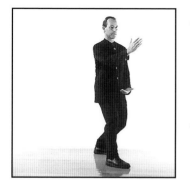

3) Setze dich zurück und drehe weiter nach rechts, der rechte Fuß dreht auf den Zehen, die linke Hand zieht, mit der Handfläche nach oben, zum Hüftgelenk zurück, die rechte Hand ist, mit der Handfläche nach oben, eine Handspanne von den linken Fingerspitzen entfernt.

4) Lasse zum linken Fuß hin los, der Körper dreht weiter nach rechts, der rechte Fuß setzt einen Schritt nach hinten in die Ecke.

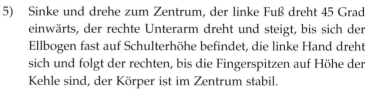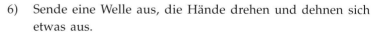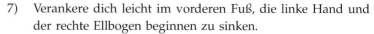

5) Sinke und drehe zum Zentrum, der linke Fuß dreht 45 Grad einwärts, der rechte Unterarm dreht und steigt, bis sich der Ellbogen fast auf Schulterhöhe befindet, die linke Hand dreht sich und folgt der rechten, bis die Fingerspitzen auf Höhe der Kehle sind, der Körper ist im Zentrum stabil.

6) Sende eine Welle aus, die Hände drehen und dehnen sich etwas aus.

7) Verankere dich leicht im vorderen Fuß, die linke Hand und der rechte Ellbogen beginnen zu sinken.

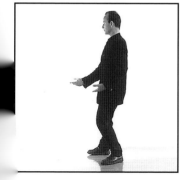

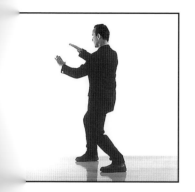

Abwehr (links)
 – wiederhole Bewegung 3

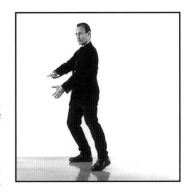

1) Setze dich zurück, die Arme längen sich, die linke Hand sinkt.

2) Lasse zum rechten Fuß hin los, der rechte Fuß dreht einwärts, der Körper dreht 90 Grad nach links, der linke Fuß dreht auf den Zehen, dann setzt er einen Schritt nach außen links.

3) Sinke und drehe zum Zentrum, der rechte Fuß dreht 45 Grad einwärts, der Körper dreht nach vorne, die linke Handfläche steht vor dem Brustbein, der linke Ellbogen ist eine Handspanne vom Körper entfernt, die rechte Hand sinkt zum Bein, der rechte Ellbogen ist eine Faust vom Körper entfernt, der rechte Daumen steht in einer Linie mit dem Oberschenkel, der Körper ist im Zentrum stabil.

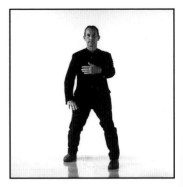

4) Sende in einer Welle vom Fuß zur Hand entspannte Kraft aus.

5) Der Körper verankert sich leicht im vorderen Fuß, während die Welle aus dem Körper herausströmt.

Des Vogels Schwanz fassen - Abwehr
 – wiederhole Bewegung 4

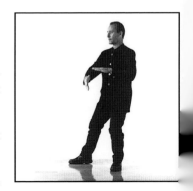

1) Drehe 45 Grad nach rechts, die linke Hand dreht sich nach oben, um die Daumenwurzel herum, die rechte Hand steigt zu den linken Fingerspitzen.

2) Lasse zum linken Fuß hin los, der rechte Fuß setzt einen Schritt nach rechts.

3) Sinke zum Zentrum, der linke Fuß dreht 45 Grad einwärts, der Körper dreht 90 Grad nach rechts, der rechte Daumen steht vor der Nase, der rechte Ellbogen ist eine Handspanne vom Rumpf entfernt, die linken Fingerspitzen haben einen Zoll Abstand zum rechten Handgelenk, der linke Ellbogen ist eine Faust vom Körper entfernt, der Körper ist im Zentrum stabil.

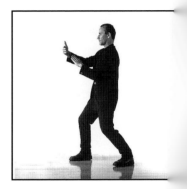

4) Sende eine Welle aus, drehe 15 Grad nach rechts, die Nase, das Knie und die Zehen stehen in einer Linie übereinander.

5) Verankere dich leicht im vorderen Fuß.

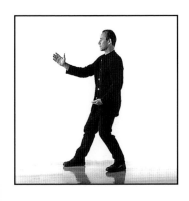

Des Vogels Schwanz fassen - Zurückziehen
– wiederhole Bewegung 5

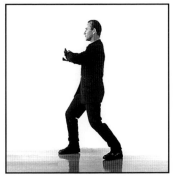

Des Vogels Schwanz fassen - Drücken
– wiederhole Bewegung 6

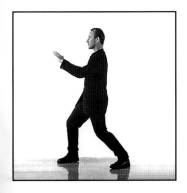

Des Vogels Schwanz fassen - Stoßen
– wiederhole Bewegung 7

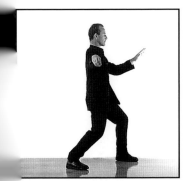

Einzelne Peitsche
– wiederhole Bewegung 8

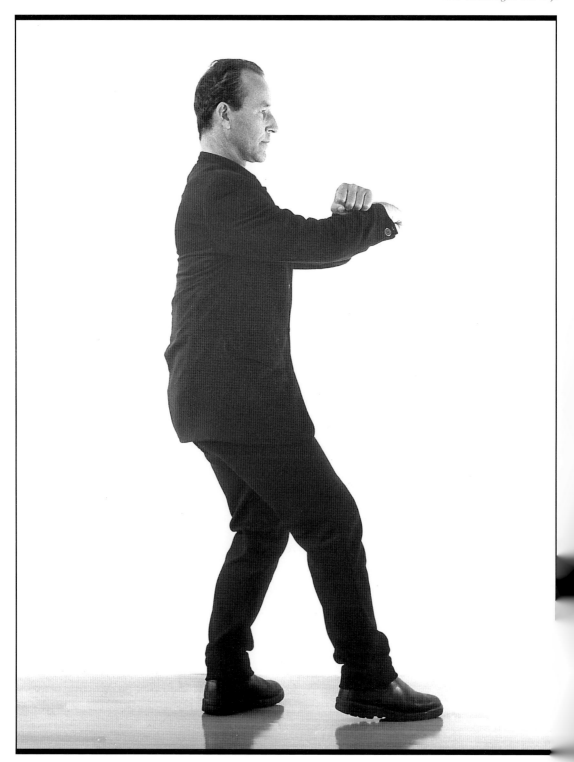

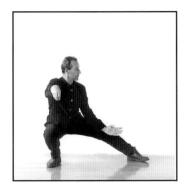

Die Schlange kriecht nach unten
– wiederhole Bewegung 24

1) Drehe den rechten Fuß zuerst auf der Ferse zurück, dann auf den Zehen. Setze dich zurück, der Körper dreht nach rechts, der linke Arm längt sich.

2) Lasse zum rechten Fuß hin los, die linke Hand sinkt hinter das Knie.

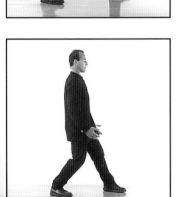

3) Sinke zum Zentrum, der rechte Arm sinkt zum Bein, die linke Hand kreist hinter dem Knie nach oben vor das Brustbein, der rechte Fuß dreht nach innen, der Körper ist im Zentrum stabil.

4) Sende eine Welle aus, der linke Arm dehnt sich etwas aus.

5) Verankere dich leicht im vorderen Fuß.

33 Hinaufsteigen, um Sieben Sterne zu bilden

1) Setze dich zurück, der linke Arm beginnt zu sinken, der rechte Arm längt sich, die linke Handfläche steht der rechten gegenüber.

2) Lasse zum rechten Fuß hin los, der Körper beginnt, nach links zu drehen, der linke Fuß dreht 45 Grad aus, lasse nach vorne los, in den linken Fuß, der Körper bewegt sich zu den Händen, ziehe den rechten Fuß herein, die Arme sinken zum Zentrum, die Handgelenke überkreuzen sich vor dem Bauch.

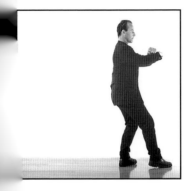

3) Drehe den Körper nach rechts und sinke vollständig in den linken Fuß, der Kopf, die Hüften und die Schultern zeigen geradeaus, die gekreuzten Handgelenke steigen zum Brustbein, der rechte Fuß steht auf den Zehen vor der linken Ferse, der Körper ist im Zentrum stabil.

4) Sende eine Welle aus, die Handrücken drehen hoch auf Höhe der Kehle.

5) Verankere dich leicht im linken Fuß, die Handrücken drehen nach vorne und unten.

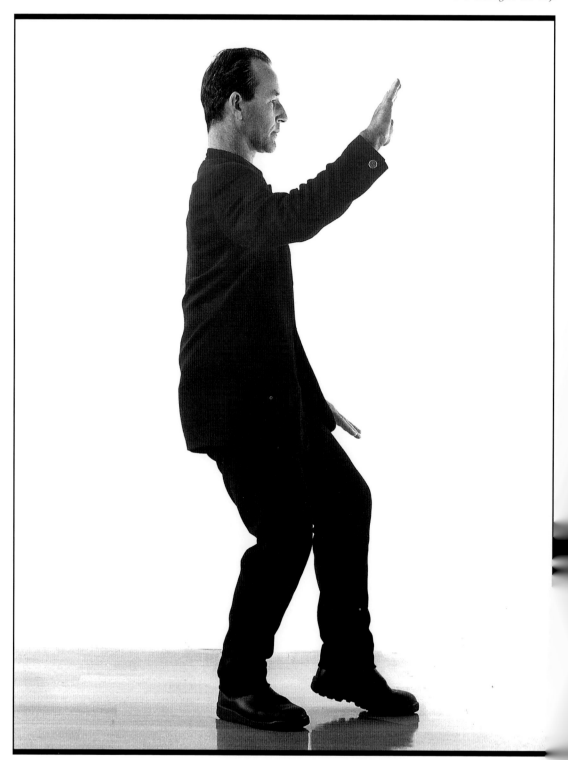

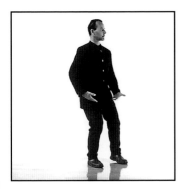

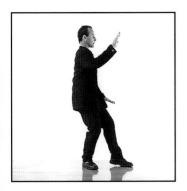

35 *Ziehe dich zurück, um den Tiger zu reiten*

1) Der rechte Fuß setzt einen Schritt nach hinten rechts, der linke Handrücken ruht vor dem Bauch in der rechten Handfläche, der Körper zieht sich zurück und dreht 30 Grad nach rechts, der linke Fuß dreht auf der Ferse nach innen, die Hände beginnen auseinander zu ziehen.

2) Lasse zum rechten Fuß hin los, wechsle beim linken Fuß von der Ferse zu den Zehen, die Handflächen zeigen nach oben, die Fingerspitzen berühren die Oberschenkel.

3) Drehe den Körper nach links und sinke vollständig in den rechten Fuß, der linke Fuß dreht auf den Zehen, Kopf, Hüften und Schultern sind gerade nach vorne ausgerichtet, die rechte Hand kreist nach oben rechts, die linke Hand kreist ähnlich, aber nach unten links, die Handflächen zeigen nach unten, der Körper ist im Zentrum stabil.

4) Sende eine Welle aus, die Hände dehnen sich etwas nach vorne und außen aus.

5) Verankere dich im rechten Fuß, die Arme sinken etwas nach rechts.

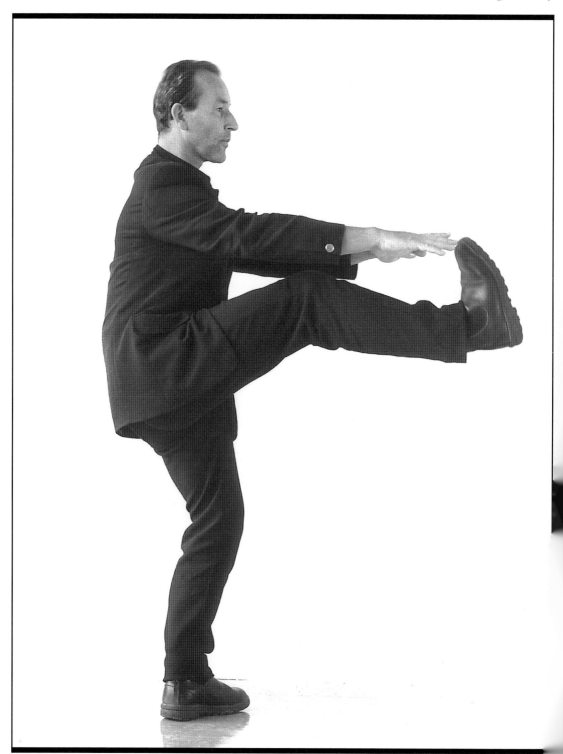

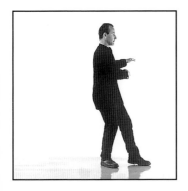

36 *Drehe und streife den Lotus mit dem Bein*

1) Der Körper dreht 45 Grad nach links, die Arme kreisen nach unten und oben auf Höhe der linken Schulter, der linke Fuß dreht auf den Zehen.

2) Lasse zum rechten Fuß hin los, der Körper beginnt, nach rechts zu drehen, der linke Ellbogen sinkt, die rechte Handfläche sinkt und liegt gegenüber dem linken Ellbogen, der linke Fuß setzt auf der Ferse einen Schritt nach hinten, der rechte Fuß dreht auf den Zehen, drehe 180 Grad nach rechts, die rechte Hand ist, mit der Handfläche nach unten, unter dem linken Ellbogen.

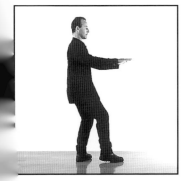

3) Sinke in und drehe auf der linken Ferse, der Körper dreht weitere 180 Grad, die Unterarme sind vor der Brust auf Höhe des Brustbeins ausgestreckt, kreise mit den rechten Zehen vor dem Körper im Uhrzeigersinn, hebe dann den rechten Fuß ein wenig nach links, der Körper ist im Zentrum stabil.

4) Sende eine Welle aus, eine kleine Drehung des Körpers nach rechts, der rechte Fuß gleitet in weitem Bogen nach vorne und oben rechts und berührt die Unterseiten erst der linken, dann der rechten Fingerspitzen.

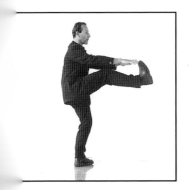

5) Verankere dich hinten im linken Fuß, der rechte Fuß sinkt nach links, dann macht er einen Schritt 45 Grad nach rechts.

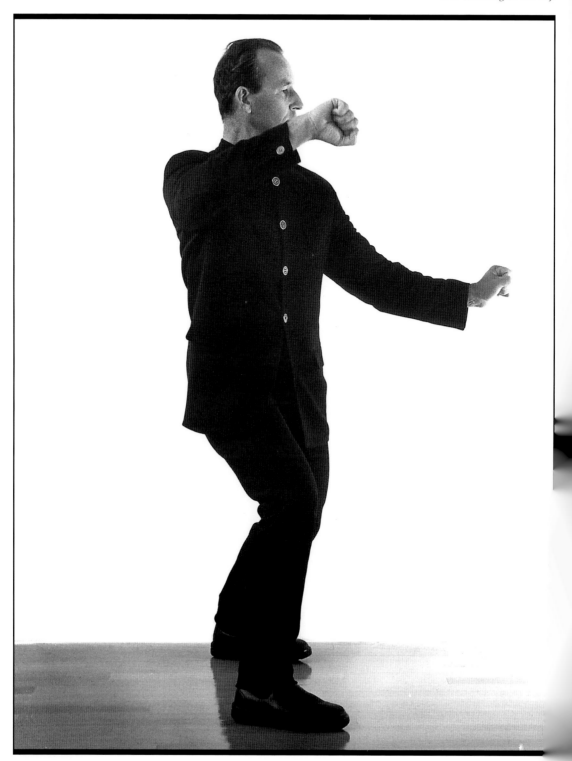

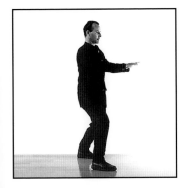

37 *Den Tiger mit einem Bogen schießen*

1) Drehe zum rechten Fuß, die Arme kreisen nach rechts, die Unterarme sind auf Brusthöhe waagrecht, setze dich zurück, die Arme folgen dem Körper.

2) Lasse zum linken Fuß hin los, die Hände sinken zum rechten Bein.

3) Sinke zum Zentrum, die Fäuste ruhen an den Hüftgelenken, der Körper ist im Zentrum stabil.

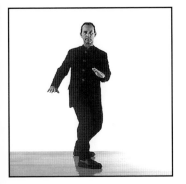

4) Sende eine Welle aus, der Körper dreht 45 Grad nach links, der Kopf dreht 90 Grad nach links, die Fäuste bewegen sich nach außen und oben links, die linke Hand auf Höhe des Brustbeins, die rechte Hand ist eine Handspanne von der rechten Augenbraue entfernt.

5) Verankere dich leicht im vorderen Fuß, die Hände beginnen, nach rechts zurückzusinken.

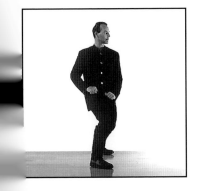

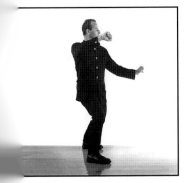

Schritt vorwärts, blockieren, parieren und Fauststoß
– wiederhole Bewegung 14

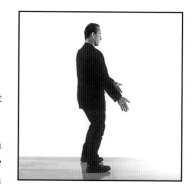

1) Setze dich zurück, die Arme längen sich.

2) Drehe und lasse zum linken Fuß hin los, der rechte Fuß dreht einwärts, die Arme kreisen nach unten links.

3) Setze dich zurück zum rechten Fuß, die Arme schwingen nach oben links, das linke Knie kommt hoch, die linke Handfläche ist auf Höhe des Brustbeins und zeigt nach unten zur rechten Handfläche, die auf Bauchhöhe steht.

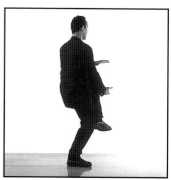

4) Lasse los, in den rechten Fuß hinein, sinke und drehe den linken Fuß 45 Grad nach rechts zur Ecke, die Arme sinken zu den Oberschenkeln.

5) Sinke vollständig in den linken Fuß, die Hände berühren die Oberschenkel, der Körper ist im Zentrum stabil.

6) Hebe beide Arme hoch und das rechte Knie, beginne, nach rechts zu drehen.

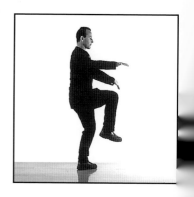

7) Lasse zum linken Fuß hin los, drehe nach rechts, setze einen Schritt in die Ecke und lasse weiter los nach vorne in den rechten Fuß, die rechte Hand sinkt zum Oberschenkel, das linke Handgelenk ist vor dem Brustbein, der Kopf schaut geradeaus, setze mit dem linken Fuß einen Schritt nach vorne.

8) Sinke zum Zentrum, der Körper zeigt 90 Grad nach links, der linke Daumen ist vor der rechten Schulter, die rechte Faust ist, mit der Handfläche nach oben, am Hüftgelenk, der Körper ist im Zentrum stabil.

9) Sende eine Welle aus, die rechte Faust dreht und stößt nach vorne, der Daumen ist nach oben gerichtet auf Höhe des Brustbeins, die linken Fingerspitzen berühren den rechten Unterarm.

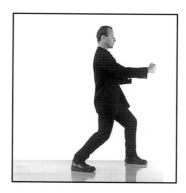

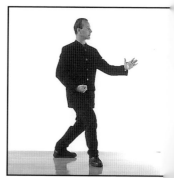

10) Verankere dich und drehe leicht zum vorderen Fuß.

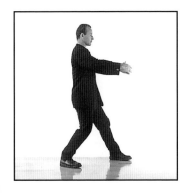

Scheinbares Schließen
– wiederhole Bewegung 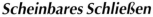 15

1) Setze dich zurück, die rechte Hand kreist etwas nach links und gleitet zurück über das linke Handgelenk.

2) Lasse zum rechten Fuß hin los, die Arme öffnen sich etwas nach außen und oben, als ob sie über einen eisernen Ball ziehen.

3) Sinke zum Zentrum, die Arme sinken hinter den eisernen Ball, die Fingerspitzen sind auf Schulterhöhe, die Ellbogen haben eine faustbreit Abstand zum Rumpf, der Körper ist im Zentrum stabil.

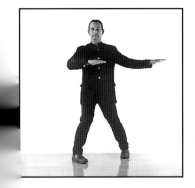

4) Sende eine Welle aus, die Handflächen steigen auf Schulterhöhe, die Ellbogen sind eine Handspanne vom Rumpf entfernt.

5) Verankere dich leicht im vorderen Fuß.

Kreuze die Hände
– wiederhole Bewegung 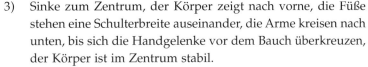 16

1) Setze dich zurück, drehe nach rechts, der linke Fuß dreht 90 Grad einwärts, die rechte Hand zieht vor der Brust vorbei.

2) Lasse zum linken Fuß hin los, der rechte Fuß dreht auf den Zehen nach vorne, die Arme sind auf Brusthöhe seitlich ausgebreitet.

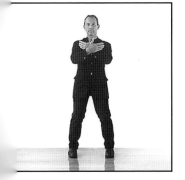

3) Sinke zum Zentrum, der Körper zeigt nach vorne, die Füße stehen eine Schulterbreite auseinander, die Arme kreisen nach unten, bis sich die Handgelenke vor dem Bauch überkreuzen, der Körper ist im Zentrum stabil.

4) Der Körper steigt ein wenig, die Handgelenke steigen hoch bis zur Kehle.

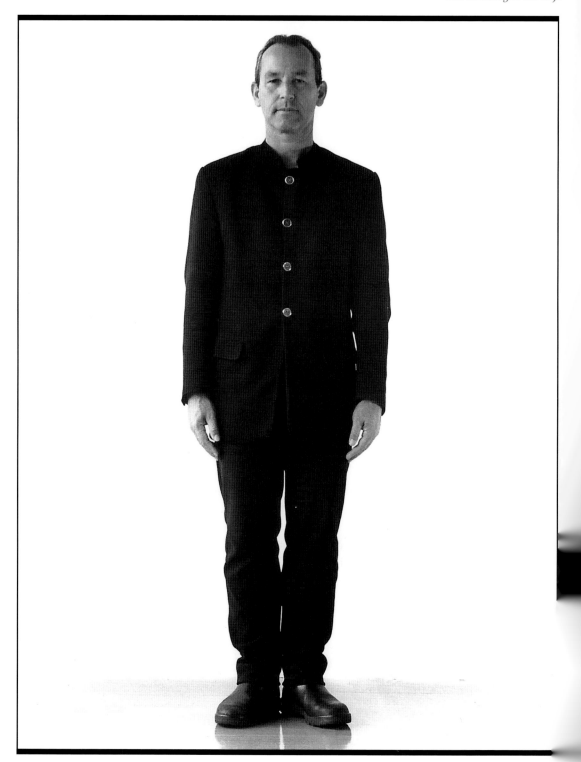

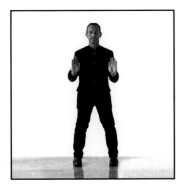

Abschluß des Taiji

1) Lasse los, die Handflächen drehen nach unten, die linke Hand gleitet über die rechte.

2) Sinke, die Ellbogen und Handgelenke sinken, die Handflächen gleiten nach unten, bis die Daumenspitzen die Oberschenkel berühren, der Körper ist im Zentrum stabil.

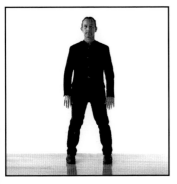

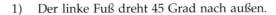

Schließe die Füße

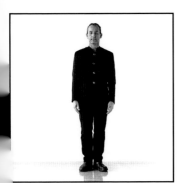

1) Der linke Fuß dreht 45 Grad nach außen.

2) Lasse los und drehe zum linken Fuß, der rechte Fuß dreht auf den Zehen nach links.

3) Drehe nach rechts und sinke zum Zentrum, der rechte Fuß dreht auf den Zehen, bis die Fersen schließen, der Körper zeigt nach vorne, der Körper ist im Zentrum stabil.

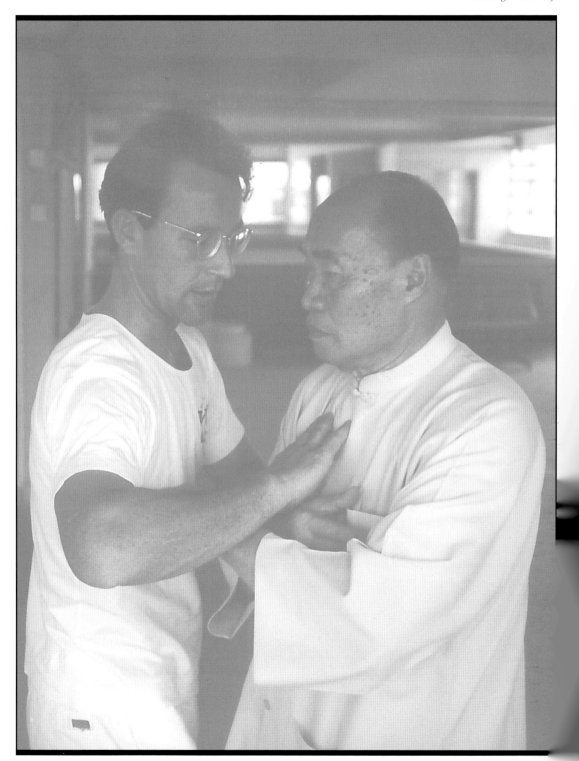

8

Schiebende Hände

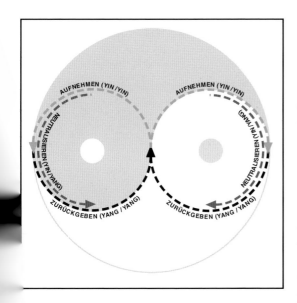

Taiji-Übungen mit einem Partner werden „Schiebende Hände" genannt. Es gibt 18 festgelegte Bewegungsabläufe, einige mit festen Positionen für die Füße und einige mit Schritten. Das Üben der Taiji-Form erzeugt innere Kraft, während die Kombination mit den Bewegungen und Veränderungen des Partners innerhalb der festgelegten Bewegungsabläufe der Schiebenden Hände zu der Empfindsamkeit führt, die gebraucht wird, um jene innere Kraft anzuwenden.

Sensibilität und innere Kraft sind das Yin und Yang der Schiebenden Hände. Sie verbinden sich kreisförmig , um das Aufnehmen (Nachgeben), Neutralisieren und Zurückgeben (Aussenden) hervorzubringen. Wenn Sensibilität vorherrscht, ist das die Phase des Aufnehmens. Wenn Sensibilität und innere Kraft ausgewogen sind, handelt es sich um die Phase des Neutralisierens. Wenn die innere Kraft überwiegt, spricht man von Aussenden.

Die 18 festgelegten Bewegungsabläufe helfen, die Fertigkeiten Aufnehmen und Neutralisieren zu trainieren. Obwohl das Aussenden in einem späteren Stadium hinzugefügt werden kann, ist es zunächst besser, damit zu warten, bis die Fähigkeit des Neutralisierens ein hohes Niveau erreicht. Beim

Aufnehmen und Neutralisieren folge den Prinzipien der Taiji-Form. Wenn du deinen Partner berührst, sende deine awareness in sein Zentrum, dann dehne sie aus, um jeden Teil seines Körpers damit zu umgeben. Wenn er auf dich zukommt, lockere dich und löse innerlich die Verbindungen in dir auf, um einen Raum zu öffnen, dann ziehe ihn in dieses Vakuum hinein. Wenn er sich zurückzieht, stelle die Verbindungen wieder her und folge ihm nach, wenn er sein Zentrum wieder zu erlangen versucht.

Sieben Stöße

Stehe mit dem Gesicht zu deinem Partner, der linke Fuß ist hinten, der rechte Fuß vorne, neben dem vorderen Fuß des Partners und vor seinem hinteren Fuß. Denke daran, das Ziel ist es, die Sensibilität zu trainieren.

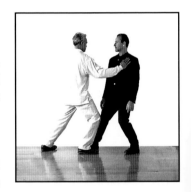

1) Der Partner stößt sanft vorwärts mit seiner rechten Hand gegen meine linke Schulter. Setze dich zurück und drehe die Hüfte und den Oberkörper 45 Grad nach links. Kehre zum Zentrum zurück, wenn der Partner seine Hand zurückzieht.

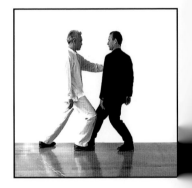

2) Des Partners linke Hand stößt meine rechte Schulter. Setze dich zurück und drehe nach rechts, wie oben erwähnt. Drehe zum Zentrum zurück, wenn der Partner seine Hand zurückzieht.

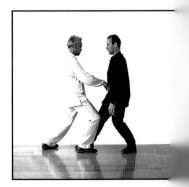

3) Des Partners rechter Handrücken stößt vorwärts gegen meinen Bauch. Die untere Körperhälfte weicht nach hinten aus und sinkt in den hinteren Fuß. Kehre zum Zentrum zurück, wenn der Partner seine Hand zurückzieht.

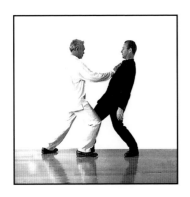

4) Des Partners rechte Handfläche stößt vorwärts gegen meine Brust. Setze dich zurück, sinke in den hinteren Fuß. Dann kommt die untere Körperhälfte nach vorne, während sich die obere Körperhälfte sanft nach hinten biegt. Kehre zum Zentrum zurück, wenn der Partner seine Hand zurückzieht.

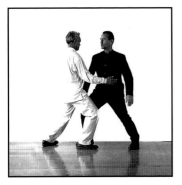

5) Des Partners rechte Handfläche stößt gegen meinen Solarplexus. Setze dich 2/3 zurück, während du nach links drehst, dann komme nach vorne, während du weiter nach links drehst.

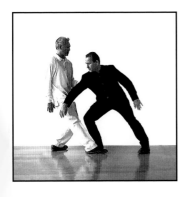

6) Des Partners linke Hand zieht mich nach vorne auf meine linke Seite. Sinke nach vorne in den vorderen Fuß und erlaube der oberen Körperhälfte, sich 45 Grad nach links vorne zu beugen.

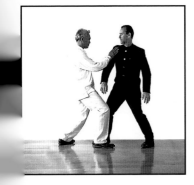

7) Des Partners Hände stoßen mich an meiner rechten Schulter nach oben und hinten. Richte dich auf und ziehe dich ins Zentrum zurück.

Einhändiges Stoßen

Die Schrittstellung ist die gleiche wie bei der Übung zuvor. Verbinde die Rückseite deines rechten Handgelenks mit der Rückseite des rechten Handgelenks deines Partners auf Höhe des Brustbeins.

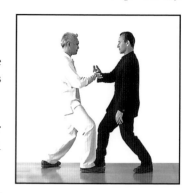

1) Setze dich zurück und drehe nach rechts, wenn der Partner nach vorne kommt. Deine rechte Hand zieht zu deinem Brustbein und kreist dann nach rechts.

2) Setze dich weiter zurück und drehe nach rechts. Die linke Hand berührt den rechten Ellbogen des Partners, während sein Arm nach rechts gezogen wird.

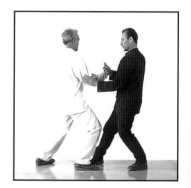

3) Bewege dich nach vorne, wenn der Partner in seiner Vorwärtsbewegung anhält. Drehe zurück zum Zentrum, wobei die rechte Hand nach innen kreist, zum Brustbein des Partners.

4) Der Partner sollte nun auf dieselbe Weise auf mein Nachvornekommen antworten, so daß ein kontinuierliches Kreisen mit Nachvornekommen und Sich-zurückziehen entsteht.

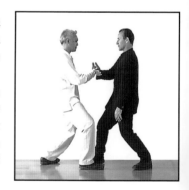

✓ Die Handgelenke müssen aneinander haften, nicht nur sich be- rühren. Gebrauche ein Minimum an Druck, so daß sich die Haut bei den Wechseln des Handgelenks des Partners zwar mitbewegt und anhaftet, aber nicht rutscht.

✓ Dein linker Arm sollte sich lang und locker anfühlen, wenn er ausfährt, um den Ellbogen des Partners abzufangen. Der Ellbogenknöchel des Partners ruht im Zentrum deiner Handfläche. Dein linker Daumen sollte den Arm des Partners so berühren, daß eine Verbindung zu seinem vorderen Fuß entsteht.

✓ Bei der Abwehr zur rechten Seite müssen die Hüften entspannen und sich zuerst nach unten schrauben, dann erst kommen die Schultern. Wenn sich die Schultern zuerst bewegen, werden die Hüften unflexibel sein.

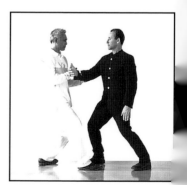

✓ Nachdem du den Partner nach hinten rechts gezogen hast, bewege dich nach vorne, zuerst mit den Hüften und dann mit den Händen.

✓ Am Ende des Nachvornekommens sinke in den vorderen Fuß, wenn die Hüfte nach links dreht; der rechte Arm längt und lockert sich, wenn der Partner nach rechts abwehrt.

✓ Der Kopf bleibt die ganze Zeit zum Partner gewendet.

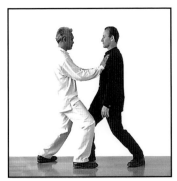

Zweihändiger Schulterstoß

Nehme wieder die gleiche Schrittstellung ein und sieh deinen Partner an.

1) Der Partner kommt nach vorne, seine Hände liegen auf deiner Brust. Setze dich augenblicklich zurück, der Körper ist aufrecht, die Handgelenke überkreuzt, deine Oberarme berühren die Handgelenke des Partners.

2) Lehne dich zurück, während die Hüften nach vorne sinken. Die Arme steigen hoch bis die Ellbogen die Innenseite der Unter- arme des Partners berühren.

3) Sinke ins Zentrum und richte dich an der Schwerkraft aus. Die Brust (weitet) öffnet sich, die Schultern rollen zurück und nach unten, die Arme folgen wellenförmig.

4) Dringe nach vorne, mit hängenden Ellbogen. Die Handflächen liegen jetzt auf des Partners Brust.

5) Der Partner reagiert wie oben beschrieben, so daß eine kontinuierliche Vor-und-Rückwärts-Abfolge besteht.

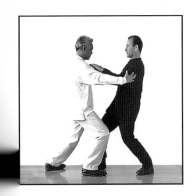

✓ Der ganze Körper soll locker sein, wenn der Schwerpunkt zurückverlagert wird und sinken, wenn man beginnt, nach vorne zu kommen.

✓ Ziehe die Hände des Partners entlang einer Spirale. Zunächst nach innen und unten, dann nach oben, nach außen und zurück.

✓ Beim Nachvornekommen bewege den Körper zu den Händen, dann lasse die Hände dem Partner bei seinem Rückzug folgen.

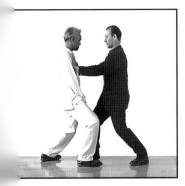

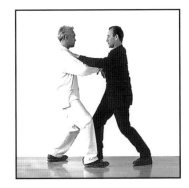

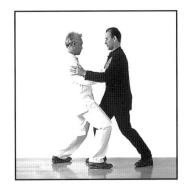

Fragen

F Wenn man zum freien Händeschieben fortschreitet, gelten dann die Ideen und Techniken des Händeschiebens mit festgelegten Mustern ohne Abwandlung?

A Die Situation ist eine andere, aber die Methode ist dieselbe. Du mußt, wie im Folgenden beschrieben, einen Grad an Natürlichkeit erlangt und verstanden haben, der sich auf alle Aspekte der Methode des Empfangens, Neutalisierens und des Zurückwerfens der Anstrengungen des Partners auf ihn selbst bezieht. Agiere mit einem entspannten Körper und einem feinfühligen Geist (sensitive Mind), ohne Widerstand zu leisten und ohne den Kontakt zu verlieren, benutze den Tastsinn, um die Veränderungen des Partners zu entdecken, dann weiche genau in die Richtung seiner Energie aus. Als nächstes ziehe ihn, indem du die Richtung änderst, in eine leichte Kurve. Sei deinem Partner immer ein wenig voraus. Wenn sich die Energie des Partners zurückzieht, verschmelze mit seinem Geist-Energie-Körper-System und lasse eine Welle innerer Energie kommen. Dies wird in den festgelegten Mustern geübt und verfeinert und im freien Händeschieben angewendet.

F Im Taiji wird gesagt, daß das Weiche das Harte besiegt und das Langsame das Schnelle. Wie kann das wahr sein?

A Weiche innere Kraft ist in der Lage schneller auf Veränderungen zu reagieren als harte äußere Kraft. Sie besiegt sie, indem sie sie kontrolliert, nicht indem sie sich ihr widersetzt. Ein fein abgestimmtes Timing kann der Geschwindigkeit überlegen sein.

F Wenn ich immer darauf warte, daß sich mein Partner (zuerst) bewegt und er schnell ist, wie ist es dann möglich, die Oberhand zu gewinnen?

A Auch wenn der Partner schnell ist, bedarf es eines kurzen Augenblicks, der wahrnehmbar ist, um jene Geschwindigkeit zu erzielen. In dieser kurzen Zeitspanne können wir die Initiative übernehmen.

F Aber der Spielraum für Fehler ist so gering, können wir uns in einer gefährlichen Situation auf eine solche Methode verlassen?

A Die Methode, darauf zu warten, daß sich der Partner (zuerst) bewegt, ist nur für Anfänger. Um uns völliger Kontrolle zu versichern, müssen wir ein Niveau erreichen, wo wir seine Absicht erkennen und darauf reagieren, sobald sie in seinem Geist Gestalt annimmt und nicht warten, bis sich sein Körper bewegt.

F Die Anwendung von Taiji zum Kämpfen und die spirituelle Schulung erscheinen wie gegensätzliche Pole dieser Kunst. Wenn ich mich auf einen dieser beiden Aspekte konzentriere, kann das für den anderen hinderlich sein?

A Vielen, die in der Kunst des Kämpfens gute Fertigkeiten entwickelt haben, fehlt es an innerer Verfeinerung. Dies ist tragisch, sowohl für die Kunst als auch für jene Leute. Erinnere dich an das Ideal der Ausgewogenheit. Hat man das verstanden, kann man sagen, Taiji ist eine Kunst der gewandten Bewegung, mit einer fördernden, stärkenden Wirkung, die letzten Endes in die Kunst der inneren Kultivierung übergeht.

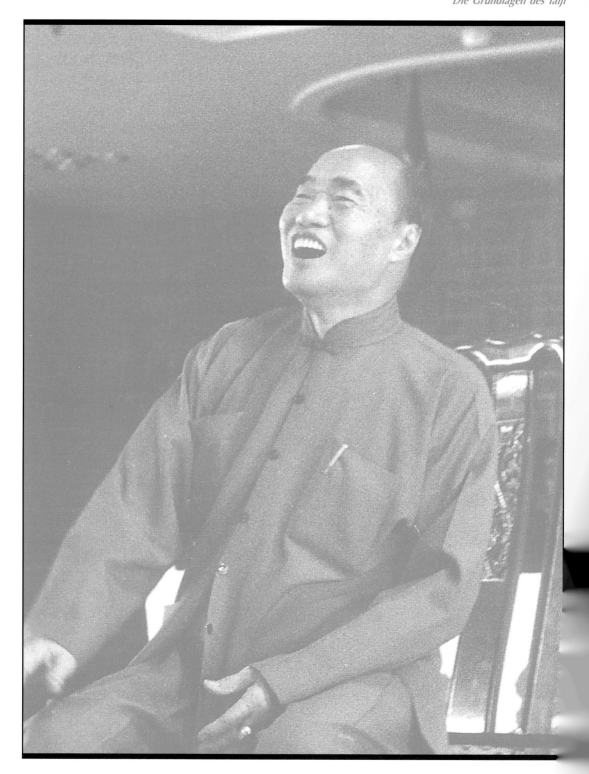

9 *14 wichtige Punkte von Meister Huang*

1. **Ruhe**
   – Gebrauche den Deep Mind (Xin), um die Energie zur Ruhe zu bringen und auszubalancieren.

2. **Halte den Kopf (ausbalanciert -** Anm. d. Übers.**) in der Schwebe**
   – lasse den Hals frei , sende einen zielgerichteten mentalen Impuls (Intention/Yi) zum Scheitel.

3. **Der Blick ist waagrecht**
   – Benutze das periphere Blickfeld, um dir der linken und rechten Seite bewußt zu sein.

4. **Lockere und öffne die Brust**
   – Versichere dich, daß dein Brustbein und der obere Teil der Wirbelsäule senkrecht sind, den Hohlraum zwischen ihnen unterstützend.

5. **Laß die Schultern sinken und die Ellbogen hängen**
   – Die Schulterblätter gleiten am Rücken entlang nach unten, damit die Schultern sinken, die Schultermuskeln lockern sich, damit die Ellbogen hängen.

6. **Das Kreuzbein hängt in der Mitte senkrecht nach unten**
   – Hebe den Dammbereich ein wenig an, ziehe das Steißbein nach unten und vorne und lockere den unteren Rücken.

7. **Lockere das Becken und die Leistengegend (Kua)**
   – Das Becken kontrolliert die obere Körperhälfte, der Leistenbereich ist die Basis des Beckens.

8. **Tiefer Atem**
   – Einatem, der Brustkorb dehnt sich aus, das Zwerchfell sinkt, die Bauchdecke geht nach innen.
   – Ausatem, der Brustkorb entspannt sich, das Zwerchfell hebt sich, die Bauchdecke geht nach vorne.

9. **Die drei Übereinstimmungen(Entsprechungen) - innen und außen**
   – Innen: Spirit (Shen) mit Intention (Yi), Intention mit feinstofflicher Energie (Qi), feinstoffliche Energie mit Körperenergie (Jing)
   – Außen: Schultern und Leistenbereich, Ellbogen und Knie, Hände und Füße.

10. **Die Hände folgen dem Körper**
    – Gebrauche den Rumpf, um nachzugeben und zu neutralisieren, die Hände folgen, um den Rumpf zu schützen und das Angreifen vorzubereiten.

11. **Schritte sind die Reaktion auf Körperbewegungen**
    – Schrittwechsel unterstützen die Körperbewegung
    – Hände sind wie Schwingtüren; ob du gewinnst oder verlierst, hängt von deinen Schritten ab.

12. **Unterscheide leer (Yin) und voll (Yang)**
    – Begegne voll mit leer und leer mit voll.

13. **Sanftheit und Kontinuität**
    – Bewegt sich eins, bewegt sich alles.
    – Koordiniere die obere Körperhälfte mit der unteren.
    – Deep Mind (Xin) und Intention (Yi) bestimmen die Geschwindigkeit der Bewegungen.
    – Benutze die Intention (Yi), um den Atem mit den Bewegungen auf natürliche Weise in Einklang zu bringen.

14. **Benutze Deep Mind-Intention (Yi) nicht rohe Kraft**
    – Entspanne den Körper, benutze Deep Mind-Intention, dann werden die Sinne und Gefühle sehr leicht reagieren.